要漂亮就該這樣吃

Beautiful

陳瓊姿◎著

原書名：這樣吃最美麗

前言

在我們開始這本書之前，也許應該讀讀古人的名篇佳句，曹植的《洛神賦》怎麼樣？

「其形也，翩若驚鴻，宛若遊龍，榮曜秋菊，華茂春松。彷彿兮若輕雲之蔽月，飄飄兮若流風之回雪。遠而望之，皎若太陽升朝露；迫而察之，灼若芙蓉出綠波。濃纖得衷，修短合度。肩若削成，腰若約束。延頸秀項，皓質呈露。芳澤無加，鉛發弗禦。雲髻峨峨，修眉聯娟。丹唇外朗，皓齒內鮮。明眸善睞，輔靨承權。環姿豔逸，儀靜體閑。柔情綽態，媚於語言……」

或者《漢樂府·古十九首》中的《孔雀東南飛》的……腰若流紈素，耳著明月璫。指若削蔥根，口如含珠丹。纖纖作細步，精妙世無雙……

在這些美妙的辭句之中，我們看到的不只是古代公子們發現美的一雙雙慧眼，當然還應該有美女們的音容笑貌，她們的雲鬢、明眸、朱唇、素腰……

這樣的窈窕淑女，當然是任何愛好美人的君子的好伴侶了。

而詩句中著重描寫的，就是女人身上特別引人注意的幾個部分，把握了這幾部分，這一個能夠牽動著人心的纖纖美女的提綱就已經出來了。

這當然是古人對美麗的看法，換到現代人身上又是怎麼樣的呢？

究竟何爲美女？

上個世紀曾經整整風靡了幾乎一個世紀的看法是：

如果用數學方法來確定美女的標準，那麼美女的五官比例應是：眼的寬度為其臉寬的十分之三；兩眉之間的距離為臉長的十分之一；眼球高度為臉長的十四分之一；鼻子面積應不大於臉面積的十分之三；嘴寬為所在臉寬的二分之一。

當時的藝術家則認為，一個標準的美女必須有三白：皮膚白、手白、牙齒白；三黑：眸子黑、眉毛黑、睫毛黑；三短：牙齒短、耳朵短、腳掌短；三窄：嘴巴窄、腰圍窄、腳根窄；三細：頸項細、鼻子細、手指細；三寬：胸前寬、額頭寬、眉間寬；三長：身體長、四肢長、秀髮長；三小：後腦小、乳頭小、鼻孔

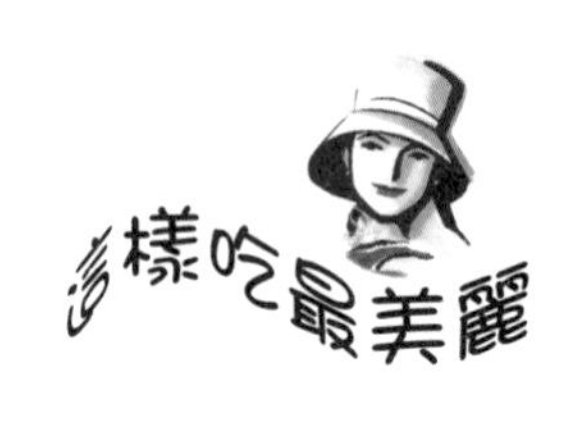

小。

這兩種看法都認為，一位女性如能具備上述要點的三分之二以上，就屬於中上之美了。

事實上，要讓世上的女人都達到這些要求，那是相當困難的，世界上不可能有完美的女人，男人們更不可以以此為選擇妻子的標準，試想一個擁有「天使的面容，魔鬼的身材」的美麗女子又怎麼能輕易成為任何一個男子的糟糠之妻呢？

事實上，進入二十一世紀之後，人們普遍認為，健康就是美，只要健康，只要充滿活力，那就是不可多得的美，在這個時代，沒有人會再去欣賞西施、林黛玉那樣的病美人了。更何況，即便沒有天生麗質，人們還可以透過種種手段使自己變得美麗起來。當然「手術刀」美女的方式太過於殘酷，而且風險和副作用均大，不是我們推薦的方式。其實，很多東西是可以透過食療的方法來加以改變的，不動刀、不痛苦，還能品嘗到美味佳肴，讓妳更青春、更有活力，讓妳光彩四射，這樣的健康美女才是二十一世紀美貌的典範。

引言

自古以來，愛美之心，人皆有之，雖然在不同的社會條件下，美會擁有不同的社會內涵和評判標準，可是不管在什麼社會、什麼國家，自然的美、健康的美，仍然是人們普遍追求和嚮往的，如果一個人擁有一雙明亮有神且能左顧右盼的眼睛、紅潤而白皙的面容、細膩潤澤的肌膚、豐滿而修長的雙腿、健壯又勻稱的骨骼、玲瓏而優美的曲線，那麼，我們就可以說，他（或她）已經具備了健康之美。

可是，隨著人們年齡的增長，人體的各種機能都在相對地衰退，加之外界環境的不斷侵蝕，或者人們疏於保養，人體內的各種營養物質也在逐漸流失，這些情況都會在人們的外表上表現出來，於是，年少時俏麗的容貌不見了，代之以暗淡無光的眼神，粗糙皺摺的皮膚，花白乾枯的頭髮，或者過胖或者枯瘦的體形，過去的紅粉嬌娃也會一天天成為疏離人群的昨夜黃花，任何人都改變不了這一自然規律。

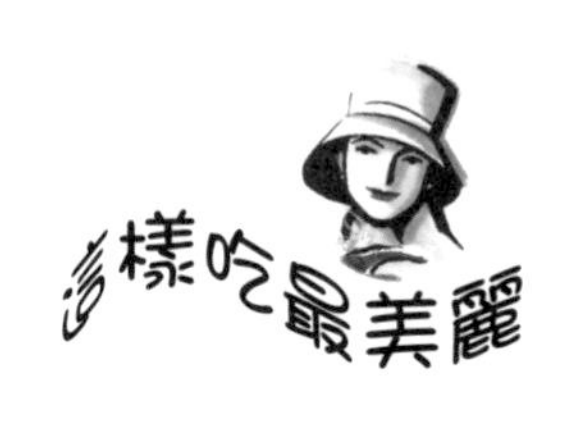

不過，一兩千年前，古代的人們就一直在探尋長生不老、青春永駐的奧秘，從而也就出現了至今仍在民間流傳或被古書記載的各式各樣的美容保春的方法和物品。

譬如，秦始皇為了追求長生不老，派三千童男童女遠赴海外，期望獲得長生藥；藏地婦女會把牛糞混和一些藥物抹在臉上抵禦風寒，保持皮膚的潤澤光滑；中東婦女知道用死海裡的黑泥保養肌膚等等。

這些行之有效的方法都成為美容學中的精華和瑰寶，其中中醫傳統的美容保春的方法是最為有效的，因為它並不單純注重對外表的修飾和妝扮，更加講究內外結合，從根本上調整人體的臟器和精氣血的平衡，不僅僅是為美容而美容，目的是要讓人擁有一個健美的外表，擁有良好的人體機能。

同時，因為中醫採取的都是全自然物品，對人體沒有副作用，更能讓人達到一種健康而自然的美。

在中醫學的美容保春方法裡，食療尤其有效，不需要藥物，也不需要打針、吃藥、動手術，只需要一點食物，也許還是獨一無二的美食，就能讓妳變得青春亮麗起來，這是什麼藥物和化妝品都比不上的，而這並不是神話。

美麗從吃開始，讓我們從此青春亮麗起來，做一個自信、美麗、快樂生活和工作的現代女性吧！

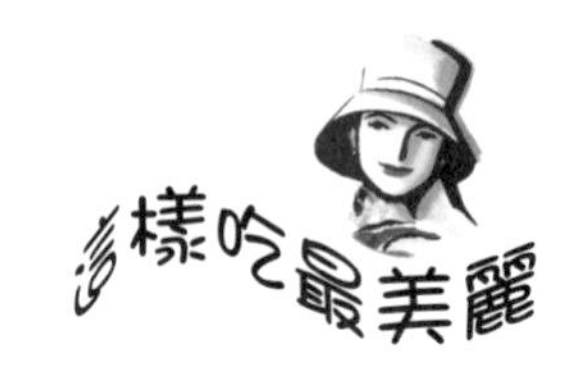

目錄

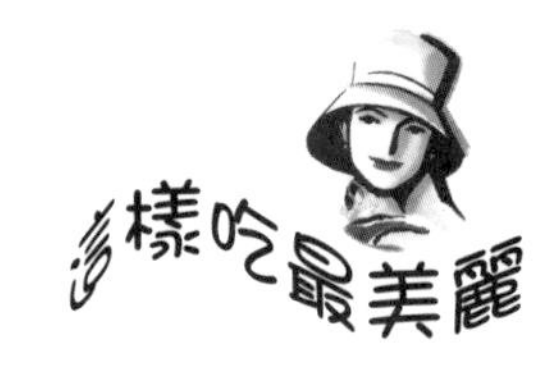
這樣吃最美麗

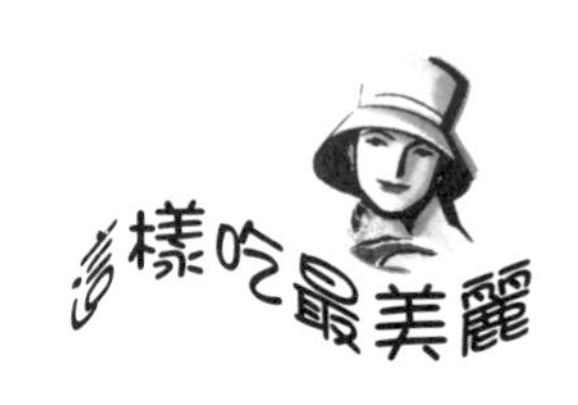

第六篇 淑女苗條坊

第一篇
淑女美膚坊

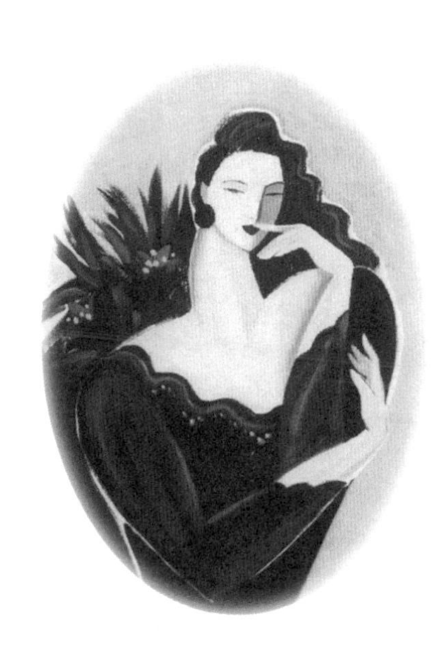

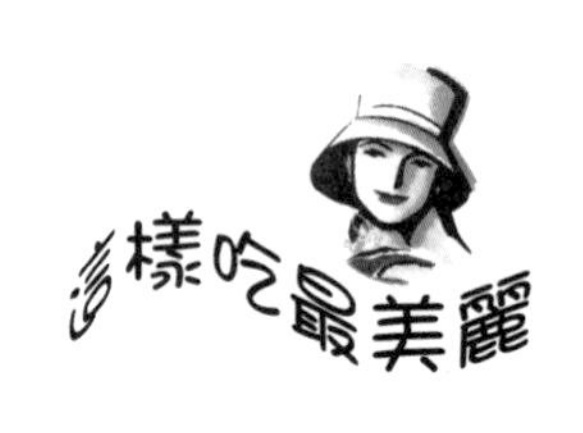

曼妙的人體是一個無比精密的儀器，它由強壯的骨骼、豐滿的肌肉、白皙的皮膚、烏黑的秀髮、勻稱的形體所構成，如果是一位女性，那麼她凹凸有致的曲線還會讓人感受到另外一種美。

這些美是與俱來的嗎？

這些美能夠一直維持下去嗎？

答案是否定的，世界和我們無時無刻都在改變，終有一天，美也會隨時間的流逝而漸漸遠去。因爲人體的健康、容顏的俏麗、形體的優美，全都與我們平時的飲食調養有著密不可分的關係。事實上，不管是營養不良，還是營養過剩都會影響女性的健康與美貌。在這一切因素之中，皮膚、面容的美正是人體健康狀況的外在表象。

想想看，一個健康活潑的嬰兒，他的皮膚自然會顯得白裡透紅，富有新鮮的光澤和彈性，對於女性來說也是如此，一個十五、六歲的豆蔻少女，只要她是健康的、發良正常的窈窕淑女，那麼，她的身材就會擁有讓黃金分割線都自歎不如的曲線美，並煥發出無限的青春與魅力。

如果妳不幸患上了營養不良、貧血、肝病、腎病等疾病，那麼，妳臉上所表現出來的也必然是蒼白或萎黃的面容，這是任憑妳塗抹多少化妝品都改變不了的，這時候，妳哪裡還可能有美豔動人的天人之姿呢？

所以，有針對性的食療，全面合理地從食物中攝取平衡膳食，可以爲美容健體打下最堅實的物質基礎，這既有利於補充擁有美麗面容所必需的營養素，又可防治各種不利於人體健康和健美的諸多疾病。因爲，食物中富含的蛋白質、脂肪、糖類、無機鹽、微量元素、水、纖維素等營養素，是人體健康和美容所必需的營養素。相反的，如果節食、偏食、挑食、飲食單調，這都會影響食物中營養成分的攝入，造成某種營養成分的缺乏。

譬如，長期食用缺碘食品，人的體格發育及智力發育會受到影響，甚至會產生甲狀腺素不足，而導致甲狀腺腫大，臉上的光澤和彈性也會隨之消失；若食物中長期缺鐵，人體的抵抗力下降，只會成爲有氣無力、頭暈眼花的病小姐，同時，皮膚會變得蒼白，毫無光澤；人體中缺乏鋅，那麼人的性器官的發育會受影響，食欲減退、脫髮、記憶力減退等病，會讓小姐們無限煩惱，而且妳的皮膚會脫屑、

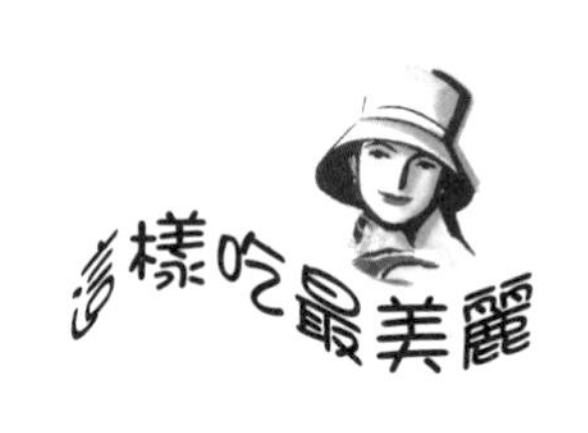

粗糙，皺紋密布，同時易患濕疹、痤瘡等症。

因此，欲使自己的容顏嬌美，讓機體保持正常的生理功能，那麼有效的食療是不可缺少的。

如果您是一位皮膚乾燥、粗糙、有皺紋、皮膚缺乏光澤和柔潤，以及面貌有相關疾病的女性朋友，或者您是一位愛好美、追求更美的女性朋友，那麼以下的食療方法就是專門爲您而準備的。

請您先準備一份閒適的心情，除去煩惱，讓我們來一次營養豐富、內外兼修的食療大餐吧！

第一章　具有美膚作用的食物

◆杏仁

杏仁是內服外用均可的天然植物性美膚護膚佳品。

苦杏仁又名杏核仁，主要含有苦杏仁甙、蛋白質和各種氨基酸成分，內服有止咳、平喘、潤腸的功能；而甜杏仁則含有維生素A及維生素B_1、B_2、C和脂肪、蛋白質及鐵、鈣、磷等多種微量元素，有補虛潤肺作用。

杏仁中含有維生素B_1、B_2、脂肪酸及揮發油等成分。脂肪油可以滋潤皮膚，揮發油可以刺激皮膚血管擴張，改善皮膚的血液迴圈和營養狀態，發揮潤澤面容，減少臉部皺紋形成和延緩皮膚衰老的作用；還可以對皮膚局部的神經末梢發揮麻醉止癢作用。

用以杏仁爲主要成分製成的粉霜乳膏擦臉，可以在皮膚表面形成一層皮脂膜，既能滋潤皮膚，保持皮膚彈性，又能治療色素痣等各種皮膚病。

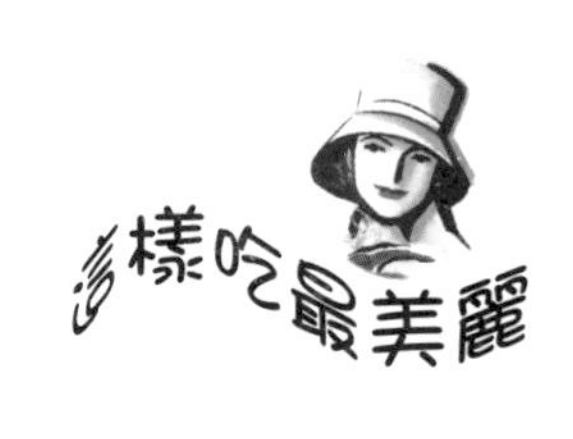

杏仁也是加工現代美容面膜的極好材料。

具體製作方法：

一、將杏仁在熱水中浸泡二小時，晾乾磨成粉末，調和成稀糊狀，均勻塗於臉部，二十分鐘後用溫水洗淨，塗上營養潤膚霜。如能堅持每週一次，可以使臉部皮膚變得光滑細膩。

二、貴妃膏：用等量的杏仁、滑石研成細末，蒸過後加入冰片、白芷少許，用雞蛋清調勻成膏糊狀，每日洗臉後塗於臉部，二小時後洗淨。常用此膏，除有駐顏美容作用外，還可治療多種臉部皮膚病。據傳楊貴妃常年塗用此膏，故能使肌膚細嫩飽滿，晶瑩潤澤。

◆花粉

花粉中含有美容所必需的多種維生素，八種礦物質和十八種天然活性酶，具有促進皮膚及毛髮細胞生長的作用，能使毛髮烏黑發亮、皮膚潤澤、皺紋舒展，並能消退皮膚斑點和色素沉澱，延緩皮膚的衰老；在花粉中，還擁有一種天然活性物質—酶和輔酶，它能參與人體的新陳代謝活動，具有獨特的調節生理功能、增強抵抗力以及延緩衰老過程作用，還可以改變細胞色素、增加細胞活力、保持皮膚健美。

目前，花粉護膚品、健美食品琳琅滿目。長期內服、外用，於美容保健非常有益。

◆枸杞子

枸杞子中含有豐富的胡蘿蔔素、維生素B_1、B_2、菸酸、維生素C、維生素E、多種氨基酸、亞油酸、甜菜鹼、鐵、鉀、鋅、鈣、磷、硒等多種美顏潤膚成分。就連古人都稱枸杞子能夠留得青春美色，據說還有人因爲長期食用枸杞鮮苗而得以得道升天。

現代醫學研究證實，枸杞子能夠增強機體免疫功能，促進細胞的更新，降低血中膽固醇含量，抵抗動脈硬化，改善皮膚彈性，延緩臟器及皮膚衰老、皮膚皺紋。

經常食用枸杞子的人，臉色紅潤，鬚髮黑亮，年輕少皺，性欲旺盛。因此，枸杞子可謂保春佳品。

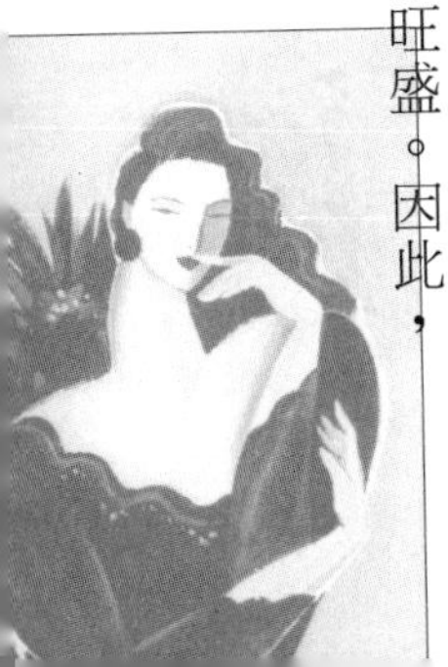

枸杞子有多種食用方法，如泡酒、做粥、湯等。平時可以把枸杞子加入粳米中同煮，做成枸杞粥，其粥味美可口，是護膚抗衰老的美食。

老年人可以常飲枸杞三仙茶，每日一劑，代茶飲。其配方爲：枸杞子五十克，山楂五十克，澤瀉十五克，水煎。長期服用能夠延緩衰老，減少皺紋、老年斑及色斑，降低膽固醇，預防血管硬化。

◆豬蹄與豬皮

古人云，豬蹄能「塡腎精而健腰腳，滋胃液以滑皮膚，長肌肉可癒潰瘍。」這說明古人早就發現豬蹄有美容肌膚的妙用了。而豬蹄之所以能美容，與其所含的營養成分有關。

據分析，每一百克豬蹄中，含有蛋白質二十二．六克，脂肪二十克。此外，豬蹄中還含有鐵、鋅等礦物質。豬蹄中的蛋白質主要是膠原蛋白和彈性蛋白。膠原蛋白被機體吸收後，能促進皮膚細胞吸收和儲存水分，有效防止皮膚乾癟和起皺，從而使皮膚顯得豐滿、結實而富光澤。

彈性蛋白能使肌膚增強彈性和韌性，使血液旺盛，肌膚營養供應充足，從而使皮膚滋潤嬌嫩。

豬皮也有類似的美容功效。豬皮含蛋白質爲豬肉的二・五倍，而脂肪含量卻只有豬肉的二分之一，其中膠原蛋白占肉皮蛋白質的85％。而研究證明，人的臉部所以會出現皺紋，與皮膚組織細胞貯水功能發生障礙以致「缺水」有關。常吃豬皮可使貯水功能低下的組織細胞得以改善。同時，豬皮中所含的大量膠原蛋白，又是皮膚細胞生長的主要原料，能滋潤皮膚，使人皮膚豐滿細膩，使頭髮光澤柔順。

◆櫻桃

白居易曾有《櫻桃歌》一詩，詩中寫道：

圓形盤傾玉，鮮明籠透銀。
內圓題兩字，西掖賜三臣。
熒惑晶化赤，醍醐氣味眞。
如珠未穿孔，似火不燒人。
瓊液酸甜足，金丸大小勻。

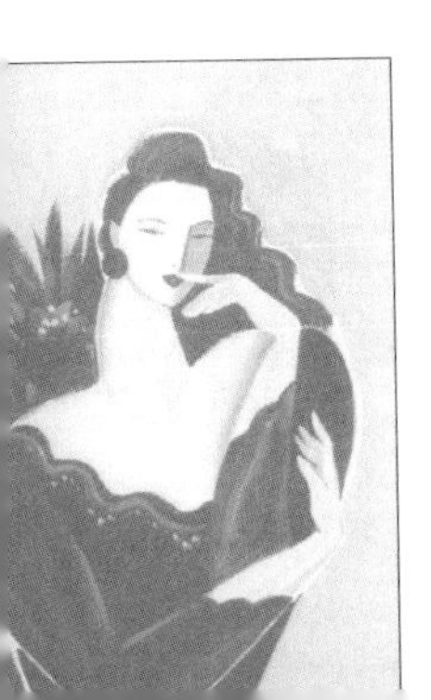

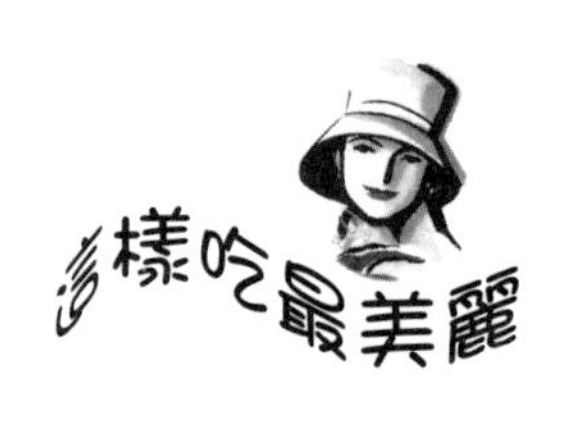

這一絕妙詩句，把櫻桃的色、香、味、形描繪得淋漓盡致。其實，櫻桃不僅顏色鮮豔、味道甜美，還具有不凡的美容功效。

櫻桃之所以能夠美容，與它所含的豐富營養成分有關。

據分析，每一百克櫻桃中含鐵〇・四毫克，鐵是組成血紅蛋白的主要成分，又因富含維生素C，能促進血紅蛋白的生成，補血紅素，所以能使皮膚紅潤、嬌美動人。

◆檸檬

法國人常說：「女人的幸福，是用新鮮的檸檬購買來的。」以法國人浪漫風趣、愛好美人的性格，這句話多半是眞實的。不過，檸檬眞的對女性的美膚這麼重要嗎？

事實上，檸檬是一種富含維生素C、維生素B_1、B_2的水果。

維生素C能使皮膚變得光滑、細膩、白嫩、豐滿。檸檬中又含有較多的檸檬酸。這種酸不僅能促進胃液分泌、幫助消化，還能中和鹼性，防止色素沉澱，對皮膚具有漂白作用。

如要保持皮膚滑潤美白，可以拿檸檬榨汁，用其汁液洗臉。因爲檸檬汁中含有大量的維生素A原，能被皮膚吸收，從而使皮膚潤澤。用檸檬汁洗頭，可以促進頭髮的生長發育，發揮護髮作用。將檸檬連皮切開後泡在水中，用其淋浴，可以使皮膚光潤、滑膩。同時，檸檬具有生津、止渴、祛暑作用。聞檸檬氣味，還可以使人心胸舒展，精神愉快。

◆蘋果

蘋果素有「活水」與「水果皇后」的美稱，因爲這種水果的營養成分可溶性大，易被人體吸收利用，所以，可作爲很好的美容護膚品，經常食用既可減肥，又可使皮膚潤滑細嫩。

蘋果裡含有銅、碘、錳、鋅等微量元素，如果人體內缺少這些元素，就會使皮膚變得粗糙、發癢，失去光澤。蘋果中還含有單寧酸、有機酸及各種維生素，對美膚非常有益。

另外，蘋果的減肥作用也不容小看，許多減肥專業人士都認爲，人們不應靠節食來減輕體重，但是卻可以用蘋果代替部分食糧，以達到減肥的目的，因爲蘋果中含有較多的粗纖維，它們在胃裡消化較慢，使人具有飽腹感。除此之外，蘋果中還含有果膠質，是一種可溶性纖維質，有助於降低膽固醇。經常吃蘋果的人，膽固醇含量比不常吃蘋果的人低20%左右。蘋果還可以防治高血壓、消化不良、便秘等症。

◆蜂蜜

蜂蜜可以說是糖類中的精華，即便是小小的一滴蜜糖之中，也同樣含有多種礦物質和維生素。

蜜蜂這種小東西對人類的貢獻是多麼地大啊！因爲蜂蜜裡的礦物質和維生素可以刺激皮膚的血液循環，改善皮膚的營養狀況，提高代謝能力，促進細胞的生長發育，增強皮膚的彈性和韌性，使肌膚變得更加光澤潤滑。

同時，蜂蜜中還含有較多的鋅和鎂，這兩種元素是使皮膚健美和美容的重要微量元素，有益於保持青春的活力。

蜂蜜對皮膚有很好的滋潤作用，是皮膚的天然潤滑劑。在秋冬季節，如果氣候乾燥，只要在皮膚上抹些蜂蜜，即可防止肌膚燥裂，也能讓燥裂皮膚早日恢復。

◆魚類

魚肉中含有豐富的膠原蛋白和黏蛋白。膠原蛋白因爲在分子結構上有一定的空間，所以能充分維持身體內的「結合水」，使皮膚有光潔、無皺摺，富有彈性，防止毛髮脫落和富有光澤，並有促使人體肌肉健美和骨骼發育的功效。

在魚翅、鮭魚頭、鯊魚、鱘魚等的軟骨中就含有豐富的軟骨素，皮膚彈性纖維就是由此類物質構成的。所以，經常食用軟骨類食物有利於預防皮膚產生皺紋。

同時，在魚類、蝦類、牡蠣等海產品中含有豐富的核酸。核酸對各種代謝方式和速度都有一定影響。每天攝入一定數量的核酸，可以減輕臉部細微的皺紋，使粗糙的皮膚變得光滑細嫩。某些魚類中的不飽和脂肪酸具有重要的健腦和防治心血管病作用，另外更能使人皮膚細嫩、容光煥發、臉色紅潤光澤，尤其能夠促進毛髮生長。

此外，在帶魚中含有豐富的維生素A，對減少皮膚皺紋和柔嫩肌膚也有較好的作用。鰱魚也具有明顯的滋潤皮膚的功能，常吃鰱魚可以使皮膚變得細嫩，富有光澤。

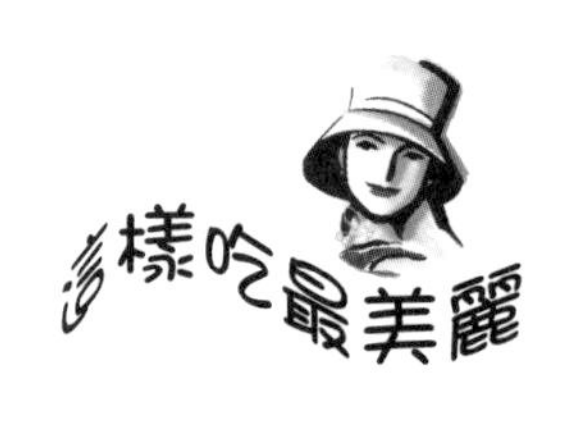

◆烏梅

烏梅性味酸、溫，有收斂生津、安蛔驅蟲、消腫解毒的作用。

在烏梅裡，含檸檬酸19%，蘋果酸15%，還含有琥珀酸、糖類、穀固醇、蠟樣物質及齊墩果酸樣物質、甾醇、維生素類、三萜、糖分等。

這些物質裡含有較多的抗衰老活性成分，能使全身組織趨於年輕化。經常食用能促使耳下腺分泌腮腺素，使老人臉色紅潤、肌膚光澤、延緩衰老。如果外用，則對濕疹、癬病、雞眼等非常有效。

◆米糠

在過去沒有洗髮液的年代，婦女們常常把淘米水或者米湯拿來洗頭，當然，那個時候，人們吃的米遠沒有現在精細，時常有許多米糠混在裡面。曾祖母級的老人回憶那時的情景時，往往自豪她們的頭髮是多麼地黑亮，可是現在的年輕人不管用什麼洗髮液，都免不了頭髮開叉、發黃。老人告誡我們說，這全是因爲我們吃的米太精細了。

對於老人們的經驗之談，我們往往半信半疑，信的是老人們的頭髮的確很好，八、九十歲的年紀了，仍然一頭烏絲，疑惑的是，米糠眞的有這麼神奇嗎？

然而，美容專家的研究證實了這一點。

他們將天然純米糠研磨成極其細微的粉末，裝進布袋，然後把棉布袋泡水，米糠細末就會緩緩滲出，於是用布袋輕拍臉部，再用清水洗淨，收到的美容效果卻讓人意想不到地好。

原來人的肌膚主要成分是蛋白質，其氨基酸成鎖鏈狀聯結在一起。而米糠內含有的一些特殊的酶，能夠切斷各個氨基酸的鎖鏈，把老死的表皮角質層切割成細屑狀，使得它們很容易脫落下來，從而加速皮膚細胞的新陳代謝，保持皮膚的光潔潤澤。此外，米糠內還含有豐富的細胞營養成分，比如維生素B_1、B_2、E等，能強化肌膚的抵抗力。

這種美容方法對長有暗瘡、皺紋、雀斑或表面水分不足的乾性皮膚很有用，如果長期使用，效果尤其顯著。米糠粉末是天然物品，不含化學品，不會引發皮膚過敏反應。

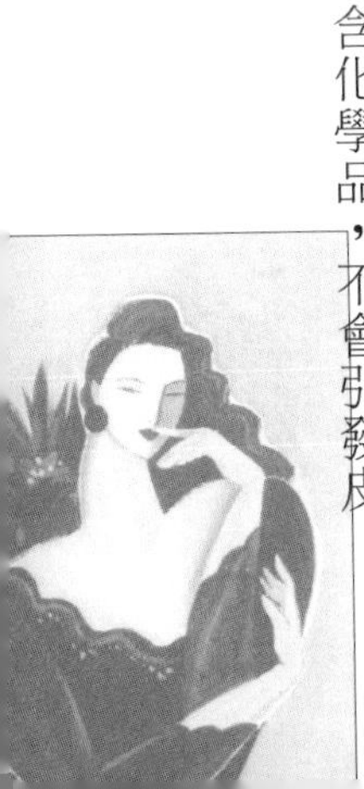

現在市場上已有以天然純米糠爲原料的美容製品推出。

◆桑椹

桑椹又叫桑果、桑實，嫩時色青，味酸，熟後則變爲黑紫色，味甜汁多。桑椹裡含有豐富的葡萄糖、蔗糖、果糖、鞣酸、蘋果酸、鈣、磷、鐵等礦物質。

歷代養生家都把桑椹當作一種健美抗衰果實來食用。桑椹還具有補血功效，血虛體弱者適宜食用。事實證明，桑椹對防衰潤膚療效很好。

◆絲瓜

絲瓜中含有豐富的維生素，每一百克中含維生素B_1○・○二毫克，維生素B_2○・○四毫克，胡蘿蔔素九十微克，維生素C五毫克。此外，還含有較豐富的鉀、磷等礦物質及微量元素硒。這些都是對美容非常有用的成分。

現在，絲瓜的美容作用已是世人皆知，經常用絲瓜擦洗臉部，可以減少皺紋的出現。

◆大白菜

大白菜具有營養豐富、菜質鮮嫩、清爽的特點，據記載，大白菜已有七千年的栽培史。在人類長期的食用過程中，人們認識到，大白菜不僅可以作爲日常蔬菜，還具有重要的藥用價值。

首先，大白菜含有豐富的纖維素，可以促進腸道蠕動，幫助消化，防止大便乾燥，其次，它可用來防治結腸癌。而它最大的特點則是，維生素E的含量比較豐富，因此它是一種能防治黃褐斑、老年斑的美容蔬菜。因爲，維生素E是脂質抗氧化劑，能夠抑制過氧化脂質的形成，而人類皮膚出現的色素沈澱、老年人的老年斑，都是由於過氧化脂質增多造成的。所以，常吃大白菜，能防止過氧化脂質引起的皮膚色素沈澱，能夠延緩皮膚衰老，並減緩老年斑的出現。

◆香菇

香菇是食用菌中的一個珍貴品種，其肉厚、味鮮、香氣濃，人們稱之爲「蘑菇皇后」。

香菇的營養成分非常豐富。每一百克乾品中含蛋白質二十克，脂肪一‧二克，碳水化合物三十‧一克，膳食纖維三十一‧六克，維生素B_1〇‧一九毫克，

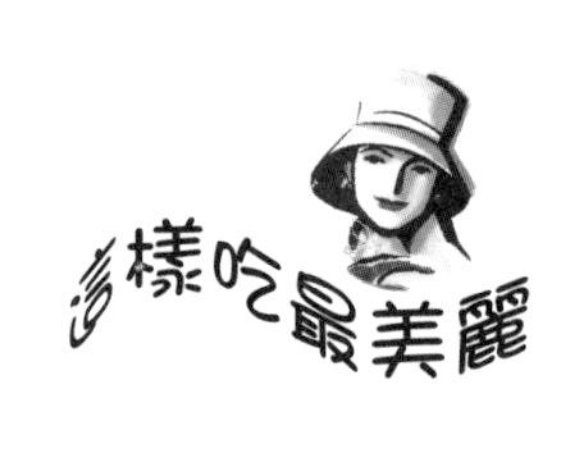

維生素B_2一・二六毫克，尼克酸二〇・五毫克，鈣八十三毫克，磷二百五十八毫克，鐵一・五毫克。

此外，香菇中還含有十八種氨基酸，三十多種酶等。

這些營養成分能夠有益女性的健康和美化肌膚。經常食用這種食用菌，可以使人體組織得到補充，使皮膚滑潤細膩，毛髮烏黑亮澤。同時，香菇中所含的微量元素及豐富的維生素B_2、D及維生素A原，都是美容養顏、護髮生髮的好材料。

◆芝麻

芝麻又名胡麻。

中醫學認爲，芝麻不僅能開胃健脾，利小便，和五臟，助消化，消飽脹，化積滯，降血壓，順氣和中，平喘止咳，治神經衰弱，還能明目烏髮，是極佳的天然美容食品。

據實驗分析，每一百克芝麻中含蛋白質十八・四克，脂肪三十九・六克，鈣六百二十毫克，磷五百一十三毫克，鐵的含量十四・一毫克。此外，還含有卵磷脂和維生素B_1、B_2、尼克酸等。

芝麻的美容作用，跟上述成分是密不可分的。尤其重要的是，芝麻中還含有豐富的卵磷脂，可以防止頭髮過早變白和脫落，從而保持髮烏容秀。

另外，芝麻中含有豐富的天然抗衰老物質－維生素E達三十八・三毫克。我們在前面就已知道，維生素E具有較強的抗氧化作用，可以阻止體內產生過氧化脂質，維持含不飽和脂肪酸比較集中的細胞膜的完整性和功能正常，也可以防止體內其他成分受到脂質過氧化物的傷害，減少體內脂褐質的積累，從而發揮延緩衰老的作用。因此，經常食用芝麻，不但可以美膚，還可以延緩衰老，使人體保持和恢復青春的活力。

◆松子仁

松子仁是松樹的果仁，脂肪含量特別豐富，每一百克果仁中含脂肪七十・六克，大部分爲油酸、亞麻油酸等不飽和脂肪酸，所以松子仁具有較好的潤膚作用。

譬如女性面容憔悴，肌膚粗糙，形神枯槁，若能查實非疾病所致，那麼就是因爲脂肪缺乏。只要經常食用松子仁，其中的油脂就能營養肌膚，每天吃上數粒，持續半年時間，皮膚自然就會漸見潤澤，容光煥發，皺紋也會大量減少。

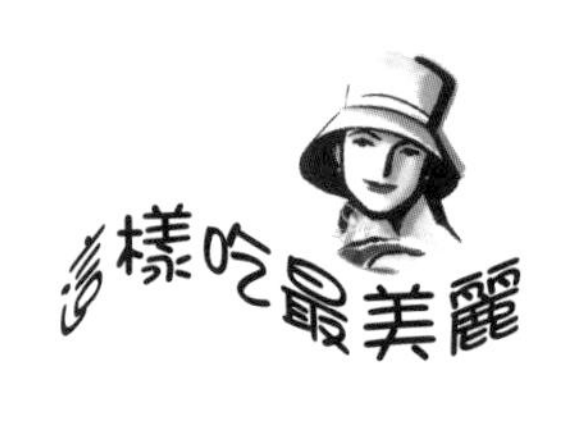

第二章　美膚與飲食

第一節　女性月經期飲食調整

女性在進行美容食療時，一定要結合其自身的生理特點來進行。在許多文學作品中，人們都把女性比作月亮，甚至連流行一時的歌曲中都有「月亮走我也走」之詞，月亮顯然已成爲女性的代名詞。

人們爲什麼要把女性比作月亮呢？

這不僅是因爲女性有陰柔、恬靜的一面，還因爲女性與男性的一個最明顯的區別就是「月經」。就像月亮在每個月裡面有盈有虧，潮汐在一天之內有漲有落一樣，女性月經的來潮與停止，也是女性性功能的一項生理性規律。

一般來說，女性每月都會來一次月經，而從見血那天至出血停止日止，正常時間爲三～七天，稱爲經期。通常，女性來一次月經，共約排出經血三十～五十毫升。

所以，女性的美容食療必須考慮月經周期中的生理變化。那麼女性美容食療的原則之一，就是尋求與月經周期變化相吻合的「周期飲食」。

這樣的調整是非常必要的，因爲女性常常在月經來潮的前幾天，出現一些不適的症狀，如悒鬱、憂慮、情緒緊張、失眠、易怒、煩躁不安、疲勞等。醫學家們研究發現，女性的這種生理變化，是跟她們體內的雌激素的比例息息相關，而此時她們體內的雌激素的比例已經顯得有些失調了。這時的女性理應選擇既能益膚美容，又能補氣、疏肝，並調節自己不良情緒的各種食品。

由於女性此時要流失一部分血液，而血液的主要成分就是血漿蛋白、鉀、鐵、鈣、鎂等無機鹽。也就是說，每次月經都會流失一部分蛋白質與無機鹽。所以，月經乾淨之後的一～五天內，應補充蛋白質、礦物質等營養物質及含補血作用的食品。

如果在月經來潮時，女性出現食欲不好、腰痠、體乏等症狀。就應該選用既有益膚美容作用，又對經血運行有益的食品。

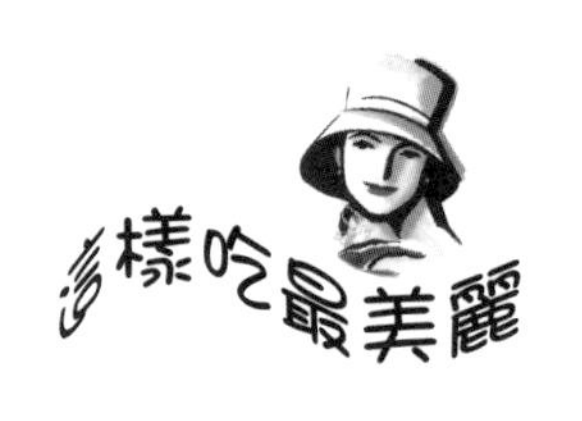

推薦食品

一、用於補氣、疏肝的食品，並調節自己不良情緒：白朮、山藥、苡米、百合、捲心菜、柚子、瘦豬肉、芹菜、粳米、鴨蛋、金絲瓜、冬瓜、海帶、海參、胡蘿蔔、白蘿蔔、胡桃仁、黑木耳、蘑菇等。

二、用於補充蛋白質、礦物質及補血的食品：當歸、紅花、桃花、熟地、黃精、牛奶、雞蛋、鴿蛋、鵪鶉蛋、牛肉、羊肉、豬胰、芡實、菠菜、櫻桃、桂圓、荔枝、胡蘿蔔、蘋果等。

三、用於改善食欲不好、腰痠、體乏等症狀的食品：如益母草、當歸、熟地、桃花、羊肉、雞肉、紅棗、豆腐皮、蘋果、薏苡仁、牛肉、牛奶、雞蛋、紅糖等。

月經期間忌食品

冬瓜、芥藍、黑木耳、兔子肉、梨子、香蕉、荸薺、石耳、石花、菱角等。

第二節　健康女性美容飲食的六大天規

一個健康的窈窕淑女，當然不是像林黛玉那樣的病美人，也不是像楊貴妃那樣的大胖子，而應該是像薛寶釵那樣的面色紅潤，食欲正常，消化吸收功能旺盛，精力充沛，體重保持穩定，沒有明顯疾病的早期症狀或先兆的淑女。只有這樣的人才有較強的適應外界環境的能力。

然而，從醫學角度來講，絕大多數身體健康的人雖然沒有明顯的疾病，可是他們也不可能完全健康，這就是所謂有亞健康狀態，所以，身體健康者同樣要注意平時的飲食調養，就連一向健康的薛寶釵也要吃幾丸「冷香丸」以調養身體呢！

健康女性在平時的飲食中應注意以下六大天規：

一、**營養物質攝入多樣化**：要使攝入的食物種類搭配合理。如：穀類食物是熱量的主要來源，主要提供碳水化合物、蛋白質和維生素B群；動物性食物主要提供蛋白質、脂肪、植物纖維素、礦物質和維生素B群；蔬菜水果類主要提供植物纖維素，礦物質、維生素C和胡蘿蔔素；乾果類食品主要提供維生素E和某些礦物質。

二、**脂肪攝入要適量**：應控制脂肪攝入量，特別是動物脂肪的攝入量。

三、**攝入食物要注意粗細搭配**，應多吃粗糧和富含植物纖維素的食物，如小米、玉米、高粱、甘薯、綠豆及蔬菜水果等。

四、應控制鹽和糖類食物的攝入：鹽的攝入量不宜過多，成年女性每日鹽的攝入量應以三十克爲宜，最多不能超過十五克；糖應儘量少吃，既可防病又不影響其他營養素的吸收和利用。

五、飲食定時定量，切忌暴飲暴食或饑飽無度。應該是早晨吃得飽，中午吃得好，晚上吃得少。

六、適當選擇扶正固本、強壯體質的食物，以增強免疫力，抵禦衰老。

推薦食品

一、**穀物類**：小麥、小米、玉米、糯米、甘薯、花生等。

二、**豆類**：大豆、赤小豆、黑豆、蠶豆、豌豆、腐乳等。

三、**蔬菜類**：白菜、萵苣、山藥、芋頭、捲心菜、馬鈴薯、胡蘿蔔、香菇、木耳、銀耳等。

四、**肉蛋類**：帶魚、鰻魚、鯉魚、鯽魚、青魚、鱖魚、銀魚、鏈魚、鱸魚、甲魚、豬內臟、豬血、火腿、牛肉、牛筋、牛奶、鴨肉、雞蛋、鵪鶉肉、鵪鶉蛋等。

五、**瓜果類及其他**：蘋果、李子、無花果、葡萄、橄欖、核桃、葵花子、芝麻、苡米、百合、蓮子、荷葉、藕粉、芡實、白糖、冰糖、蜂蜜、蜂乳等。

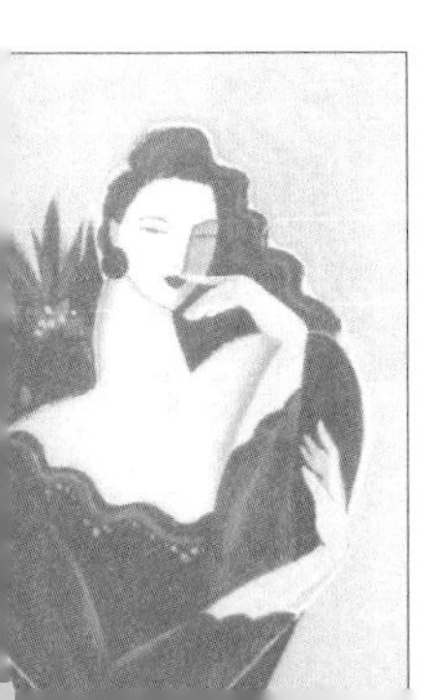

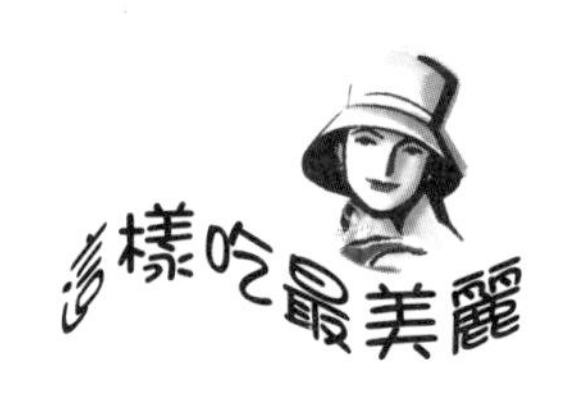

第三節　炎炎夏日，女性應如何進行皮膚保養？

夏季往往是令美女們發慌的季節，雖然可以穿上花枝招展的各色衣裙，但強烈的陽光卻讓女士們望而色變，因爲陽光中紫外線的殺傷力很強，長時間的曝曬不但能引起皮膚病變，嚴重的還會導致皮膚加速衰老，甚至引發皮膚癌。

所以，炎夏是各種護膚用品大行其道的時節，女士們應首先把美白防曬用品作爲自己抵擋紫外線的防護手段，防止皮膚曬傷。夏季洗臉也要非常講究，應選擇PH值呈弱酸性的冷霜和洗面乳，而且儘量不要用含有磨砂液的洗臉用品，應多選用保濕型的護膚產品。

其次，爲了防止黑色素生成和聚集成黑斑，要避免長時間曝曬。正午時應儘量不要出門，若非得出門，應塗擦防曬用品，並使用防曬帽和遮陽傘。

同時，夏季氣溫較高，體內水分會大量排出和散發，在烈日或空調的環境中，炎熱和乾燥也會使皮膚的水分大量流失。所以，在夏季及時補充水分是很重要的，要多飲水，多吃水果、蔬菜，含維生素、纖維素豐富的食品也是極爲重要的，因爲它們能通暢大便，使體內廢物及毒素得以順利排出，還能調節皮脂分泌量，使皮膚變得光滑細嫩。

推薦食品

飲用水、果汁、番茄、檸檬、深綠色的蔬菜等。

第四節　女性如何使皮膚永保光滑亮麗？

吃是美容過程中不可忽視的重要因素，因爲飲食是女性水分和各種營養成分攝入的主要手段。

在女性曼妙的身體中，水的作用不容忽視，因爲在人體的細胞中，70%以上都是水，整個人體就是一個水的大容器。所以，人體若是缺少水分，皮膚就會失去彈性和光澤，美麗的面容上也會早早地出現皺紋。因此，每天充足的水分攝入，應是每一個愛美女性的第一要務，因爲充足的水分攝入，能使皮膚更光滑、更潤澤，讓妳渾身上下充滿迷人的光采。

多種維生素是維護人體健康的重要營養成分，更是女性美容的重要物質，它的妙用無窮。

譬如，維生素A有潤滑肌膚的作用，一旦缺乏，皮膚就會變得乾燥、粗糙；維生素B能夠舒展皺紋、祛除斑點；維生素C可以預防皮膚和血管老化，增強血管彈性，增白肌膚，減少皮膚色素沈澱；維生素E可以減少痤瘡和色素生成，並能延緩衰老。

微量元素鋅則能夠保持人旺盛的精力，是體內不可缺少的元素，它積極參與人體的各種生理活動，在人體內分布極廣，特別是在皮膚裡含量最高，約占總含量的20％以上，它主宰著皮膚的光滑和彈性程度。所以，如果皮膚缺鋅，那麼女性的臉上就會出現脫屑、粗糙、皺紋增多等現象，另外還易引發濕疹、痤瘡和疥癬等病症。

推薦食品

一、**含水溶性維生素多的食品**：大豆製品、胡蘿蔔、番茄、檸檬、廣柑、苦瓜、花生、豌豆、青豆、魚類、蛋類、奶類等。

二、**富含使皮膚變得細膩而富有彈性的膠原蛋白和彈性蛋白的食品**：動物筋腱、豬蹄、豬皮等。

三、**含鋅豐富的食品**：瘦肉、豬肝、魚類、牡蠣等。

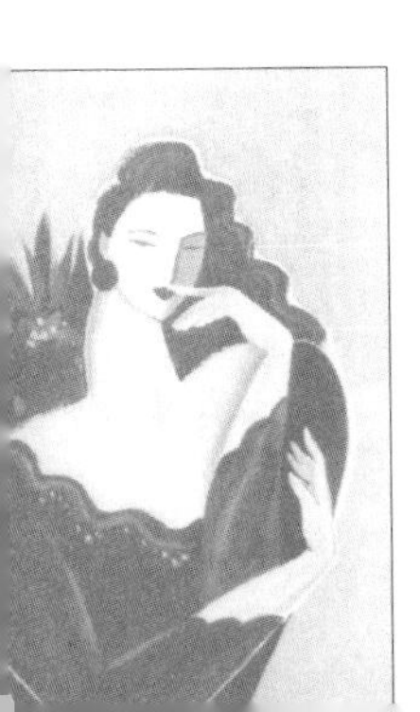

第五節　女性如何使自己的皮膚變得白皙動人？

皮膚的顏色往往預示著人體的健康程度，當然，在不同的時代，人們對皮膚的顏色的喜好和要求也各不相同，譬如古代，婦女們會把臉兒抹得黃黃的，像廟子裡的佛像一樣，「對鏡貼花黃」，這就是所謂的「佛妝」；在中國仍然存在的黎族，人們以黥面為美，也就是在臉上紋上各種圖案，並把臉弄得黑黑的；也有人以「膚如凝肌」為美，也就是要求皮膚像白雪一樣潔白；還有人故意在陽光下把皮膚曬得黑黑的，追求一種古銅色的美……不過，在現代社會，人們秉承的一個觀念是：「白而紅潤的皮膚更健康！」

白裡透紅，與眾不同嘛！

要追求皮膚的白皙，那就必須減少黑色素的合成，因為女性身上天然膚色的黑白與皮膚中黑色素的多少有關，黑色素含量越少，那麼女性的皮膚就越是白淨。

進行食療，或者調整飲食結構，能夠減少黑色素的合成，有助於女性皮膚變白。愛美的女性們主要可以從以下幾方面著手實施自己的美白計畫：

一、**增加富含維生素C的食物的攝入**。因爲黑色素形成的衆多反應多爲氧化反應，一旦加入維生素C，就可阻斷黑色素的形成。

二、**增加富含維生素E的食物的攝入**。維生素E是人體內的一種抗氧化劑，能抑制不飽和脂肪酸及其他一些不穩定化合物的過氧化，而人體內的脂褐素是不飽和脂肪酸的過氧化物。

人體中不可缺少的維生素E具有抑制它們過氧化的作用，從而有效地抵制脂褐素在皮膚上的沈積，使皮膚永保亮白。同時維生素E還能延緩皮膚的衰老。

三、**少食富含酪氨酸的食物**。酪氨酸是製造黑色素的基礎物質，因爲黑色素是由酪氨酸經酪氨酸酶的作用轉化而來的。如果減少酪氨酸的攝入，皮膚就可以變得更白淨。

推薦食品

一、**富含維生素C的食物**：如酸棗、鮮棗、番茄、梨、柑橘、新鮮綠葉蔬菜等。

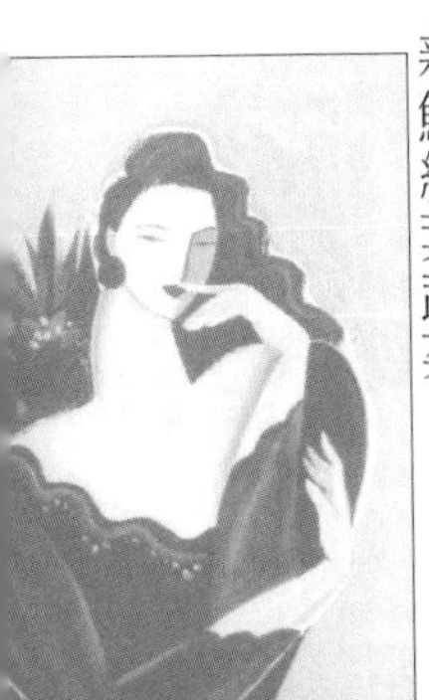

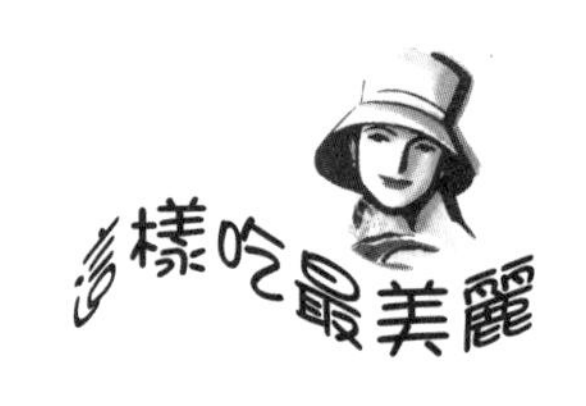

二、**富含維生素E的食物**：捲心菜、菜花、芝麻油、芝麻、葵花子、菜子油、葵花子油等。

忌食食品

富含酪氨酸的食物：馬鈴薯、紅薯等。

第六節　蔬菜瓜果汁的美膚作用令人刮目相看

蔬菜瓜果，除了做菜、生吃，妳還能想到其他新穎的吃法嗎？它們還有什麼妙用呢？

如果妳絞盡腦汁想了半天，還是一無所獲的話，那就請繼續看下去吧！

其實，蔬菜瓜果向來有天然美膚劑之稱。自古以來就有利用蔬菜瓜果美容的故事，中國古代的美女佳人、三宮六院的皇后妃子都曾用水果、蔬菜、乾果類美容養顏及食療健身，相關的宮廷秘方一直在民間廣爲流傳。

科學家的研究證明，蔬菜瓜果中含有豐富的維生素、無機鹽、微量元素、纖維素，能夠促進人體健康和皮膚細胞再生，是對維護皮膚活力和防治皮膚病必不可少的活性物質和特效滋養成分。尤其是在瓜果裡，富含多種酵素成分，能夠分解脂肪和黑色素。

現代人類已經越來越傾向於用各種源自天然的物品來裝飾自己、美化自己，他們已經不再使用那些化學合成的，可能對人體有害的物品。所以，用蔬菜瓜果

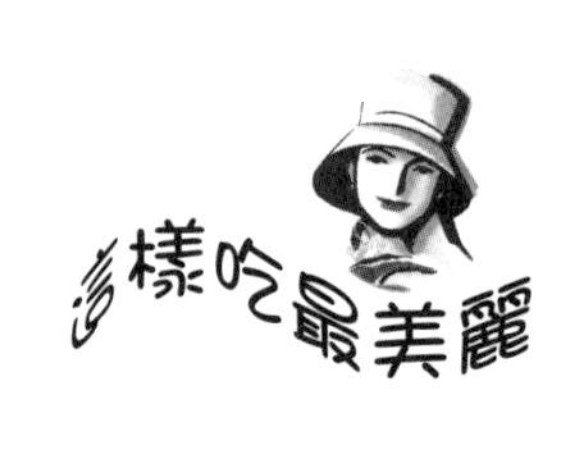

來美白肌膚的方式已被越來越多的人接受和認同。

事實上，植物是天然解毒劑，能夠去除體內的多種毒素，而對身體無害。多食用新鮮蔬菜和水果，特別是飲用保存了天然活性成分和維生素的新鮮果菜汁，更有利於人體健康和皮膚的健美。由於新鮮果菜汁在製作過程中，濃縮了植物的精華，不再有粗纖維存留，體積的減少，減輕了胃腸的負擔，能直接快速地被人體吸收利用。所以，加工後的蔬菜瓜果汁成爲美容及食療佳品，尤其對那些胃腸功能較弱、身體虛弱及不愛吃蔬菜、水果的成人或兒童特別適用。

蔬菜瓜果種類繁多，營養又特別豐富，可以透過不同的搭配和組合製作成風味各異、療效不同的各種飲品，就連平時難以生食的蔬菜如油菜、甘藍、芹菜、野菜等都可製成菜汁飲用。

蔬菜瓜果汁爲什麼可以美容養顏呢?

分析一下蔬菜瓜果的成分就知道了，在蔬菜瓜果汁中含有豐富的維生素C、維生素A和無機鹽。這些成分能夠促進上皮細胞增生，防止皮膚毛囊角質化，並可清除皮膚色素沈澱及防治粉刺。同時，因蔬菜瓜果是鹼性食物，能中和體內過多的酸性物質，維持體內的酸鹼平衡，調整汗腺功能，減少體內分泌的酸性物質對皮膚表層的侵蝕，從而使皮膚更加潔白柔潤、光滑細膩而富有彈性，並能延緩人體老化及皮膚衰老。

可以根據女性的體質、膚質及髮質來選擇不同的配方，製作出不同的蔬菜瓜果汁加以飲用。

服用蔬菜瓜果汁的最佳時間一般是在早晨起床後，或飯前半小時空腹服用。如果持續飲用，可以收到神奇的美容健體功效，並能潤腸通便、去除體味。

食療小秘方

一、**果菜百寶汁**：芹菜、生菜、萵苣、油菜、小白菜、蘋果、柳橙、鳳梨、蜂蜜等適量。將以上水果洗淨去皮切塊，再將蔬菜洗淨切段，一同用榨汁機榨汁，用蜂蜜調味飲用，每日一次。適用於任何膚質及體質的女性。

二、**番茄玫瑰飲**：番茄去皮、籽，黃瓜洗淨，鮮玫瑰花適量。三物同碾碎，

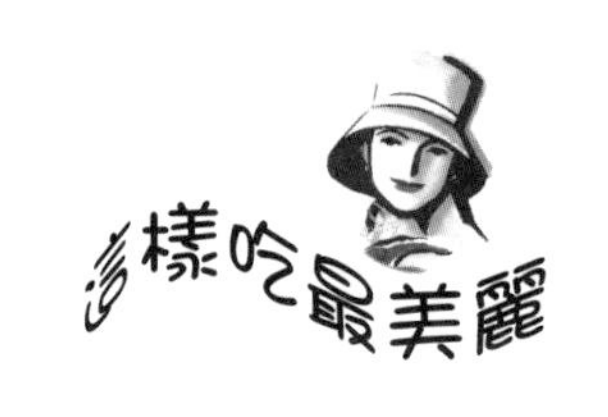

取汁過濾，加入檸檬汁、蜂蜜，不拘時間飲用。能促進皮膚代謝，使沈著的色素減退或消失，可以使臉部膚色變得細膩白嫩。

三、**蘿蔔汁**：用生蘿蔔榨取汁液。每日飲生蘿蔔汁數杯，連飲數月生效。可以使臉色白淨、細膩，適用於面黑不白、皮膚粗糙者。

第七節　蔬菜、水果及乾果的美膚妙用

食物是世界上最好的美容化妝品，因爲皮膚的營養最終都是來自於食物，所以食物中所含的營養成分也是造成皮膚變化的直接原因。

在我們日常食用的諸多蔬菜、水果中，全都含有豐富的能夠保護和美化皮膚的營養成分。這些營養成分能夠促進上皮細胞增生、防止皮膚毛囊角質化、清除皮膚色素沈澱和粉刺，並調節皮膚汗腺功能，減少體內分泌的酸性物質對皮膚表層的侵蝕，以達到美膚和護膚的目的。蔬菜、水果及乾果的具體作用如下：

一、能夠補充皮膚水分，減少皺紋，維護皮膚彈性，阻止黑色素的生成，使皮膚保持白皙細嫩。

二、爲皮膚提供水溶性維生素、無機鹽和微量元素的重要來源。但植物性食品所含的鋅、鐵等吸收率較低，應注意葷素搭配，以提高利用率。

三、蔬菜、水果中含有豐富的鉀、鈉、鈣、鎂等，在人體內被氧化後生成鹼性物質，可中和體內產生的酸性物質，減輕對皮膚的損害。

推薦食品

一、**含有豐富的核酸的乾果類**：芝麻、核桃、花生、瓜子、葵花子等。

二、**含鋅豐富的蔬菜**：黃豆、扁豆、茄子、大白菜、白蘿蔔、金針菜、菠菜、芥藍、茴香菜等。

三、**含錳較豐富的食品**：金針菜、空心菜、莧菜、薑、藕、菠菜和乾果等。

四、含鐵豐富的蔬菜：海帶、紫菜、豆類、芹菜、金針菜、苜蓿芽、薺菜、紅蘿蔔纓、莧菜、雪裡紅、木耳等。

第八節　不同膚質的女性的飲食調整

凡是到超市裡買過洗臉用品的女性都知道，人類的皮膚，基本可分爲三種類型，也就是中性、油性和乾性皮膚。根據自己皮膚的特性，女性們都會買到適合於自己膚質的洗臉用品，當然，若是買的洗臉用品與自己的膚質不合，那就會損傷自己的皮膚。

那麼，這幾種膚質都是什麼樣的呢？

中性皮膚光滑柔軟，富有彈性，是較好的皮膚類型。

油性皮膚毛孔較大，脂肪較多，具有油亮光澤。臉部易生粉刺，易引發皮膚感染。原因是皮脂腺分泌功能旺盛，皮脂分泌過多，處於青春期的青年，大多屬於這類皮膚。

乾性皮膚紅白細嫩，易發乾，易起皺，易破損，對理化因數較敏感。在日曬後易發紅，有灼痛感，易脫皮而出現皮屑。

另外，還有一種類型爲混合型皮膚。額頭、鼻部爲油性皮膚，油脂多，發

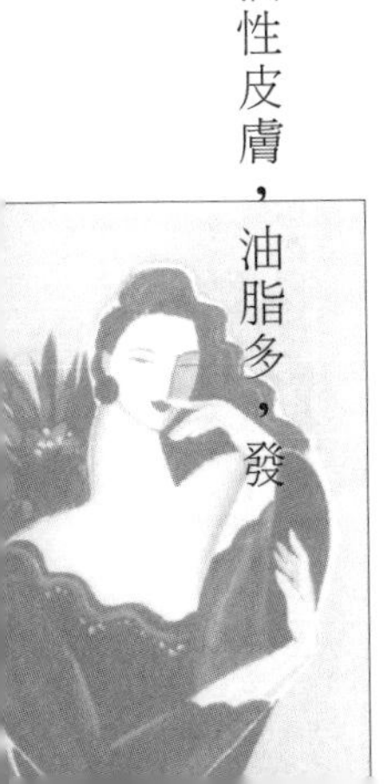

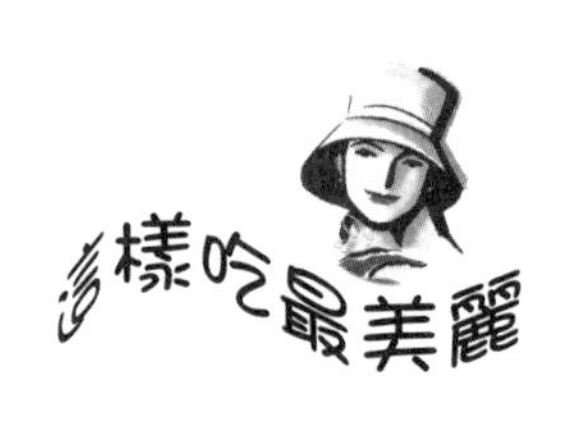

亮，其他部分則爲乾性皮膚，紅白細嫩，對陽光中的紫外線敏感。女性中大概有80%的人屬於這種膚質。

這幾種膚質的不足之處，都是可以用食療的方法來加以改變的。

屬於油性皮膚的女性，應多食用具有涼性、平性，以及具有祛溫清熱類作用的食物，而少吃辛辣、溫熱性及油脂多的食品。

中、乾性皮膚者，宜多食豆類和鹼性食品，以及具有活血化瘀及補陰類作用的食物，而少吃鳥獸類、魚貝類等酸性食品。

推薦食品

一、**油性膚質者宜食食物**：冬瓜、絲瓜、白蘿蔔、胡蘿蔔、竹筍、大白菜、小白菜、捲心菜、蓮藕、金針菜、荸薺、西瓜、柚子、椰子、銀魚、雞肉、兔肉、白茯苓、澤瀉、珍珠、白菊花、薏苡仁、麥飯石、靈芝等。

二、**中、乾性膚質者宜食食物**：豆類、黑豆、黃豆、赤小豆，蔬菜、水果、海藻類等鹼性食品；桃花、桃仁、當歸、蓮花、玫瑰花、紅花、枸杞子、玉竹、女貞子、旱蓮草、百合、桑寄生、桑椹子等具有活血化瘀及補陰類作用的食物。

忌食食品

一、**油性膚質應忌食**：奶油、乳酪、奶油製品、蜜餞、肥豬肉、羊肉、狗肉、花生、核桃、桂圓肉、荔枝、核桃仁、巧克力、可可、咖哩粉等。

二、**中、乾性膚質者應忌食**：魚、蝦、蟹等。

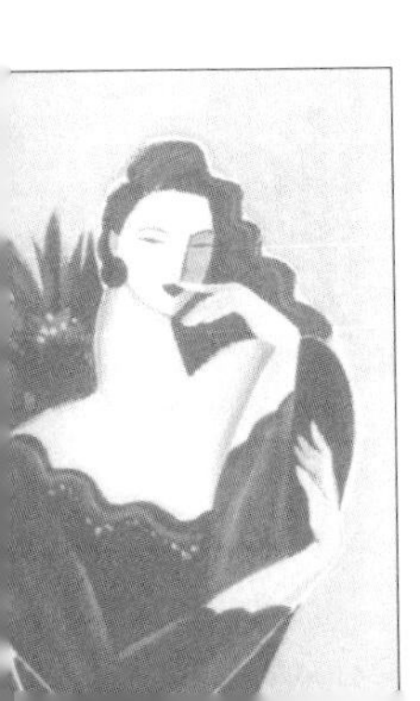

第三章　窈窕淑女美容餐

第一節　如何防治皺紋？

每一個人到了一定年齡，皮膚都會產生皺紋，除非這個人半途夭折，否則總有出現皺紋的時候。而皮膚皺紋產生的主要原因是因爲人體的衰老，這是任何人都改變不了的事實。

人到了二十五歲，身體各方面都達到人體的顛峰，隨後就會開始走下坡，這時，皮膚也就逐漸衰老。三十歲時，眼角出現魚尾紋，四十歲後，額頭開始產生大皺紋，到五十歲以後，看看妳的額頭，人們幾乎可以看到妳的整個滄桑人生了。

當然，身體衰弱、慢性疾病、貧血、營養不良、失眠、過多的精神壓抑，還有日曬雨淋、皮膚污垢，以及不正確地使用化妝品，都會讓人過早產生皺紋。

要防治這些令人煩惱的皺紋，首先就要去除不良的生活習慣，保持樂觀的心境，儘早防治各種慢性病，正確使用適合自己皮膚的化妝品，同時要堅持每天進行臉部按摩。同時，食療可以爲您從內到外地發揮防皺、除皺的作用。

在我們已知的衆多食物中，有不少特殊成分能延緩皮膚的衰老過程，強化彈力纖維的構成，增加皮膚的彈性，因而有助於消減皺紋。其中，彈力纖維最重要的組成成分就是硫酸軟骨素，在雞皮、魚翅、鮭魚頭、鯊魚軟骨等食物中，這些物質含量最爲豐富。

在上個世紀八、九〇年代，核酸及其衍生物引起了人們廣泛的關注。因爲核酸是一種傳遞生命資訊的物質，所以，有醫學家研究認爲，核酸也可以延緩衰老，健膚美容。也正因爲如此，近些年來，含有核酸的營養保健品層出不窮。

事實上，核酸在人體蛋白質生物合成中發揮重要作用，它關係各類代謝物質的代謝方式和反應速度。然而，隨著人們的衰老，人體合成核酸的能力不斷降低，只能依賴從食物中攝取更多的核酸。核酸含量較高的食物有：魚類、魚子醬、蝦類、牡蠣、動物肝臟、酵母、蘑菇、木耳、花粉、芸豆胚芽等食物。同時，在攝入富含核酸的食品時，還應同時攝入適量的富含維生素的青菜和水果，這會更有利於核酸的吸收和保證營養均衡。

食療小秘方

一、**桑椹葡萄粥**：桑椹子、白糖各三十克，葡萄乾十克，苡仁二十克，粳米五十克。將桑椹子、苡仁洗淨，用冷水浸泡數小時。淘洗淨粳米，置鐵鍋中，加桑椹子、苡仁及浸泡水，加葡萄乾，先用旺火煮開，再改用小火煨粥，粥成時加入白糖，拌勻。每日一劑，早晚各一次。適用於身體虛弱，體瘦而皮膚皺紋多、不光潔者。

二、**大棗百合粥**：大棗十二枚，小麥仁六十克，甘草、百合各十克，紅糖三十克。將甘草、百合洗淨，共煎汁；洗淨大棗、小麥仁。將大棗、小麥仁、藥汁及紅糖一起放在沙鍋內，同煮成粥。趁熱食用，每日一～二次。長期食用，可以改善不良情緒，增進食欲及使皮膚紅潤細白功效，還可防止皮膚衰老，減少皮膚皺紋。

三、**銀耳菊花糯米粥**：銀耳十克，菊花五朵，糯米五十克。將菊花洗淨、銀耳水發與糯米煮粥。粥熟後調入蜂蜜服用。每日二次。具有補氣血、嫩皮膚、美容養顏功效。適用於顏面蒼老、皮膚粗糙乾皺。常服可以使人肌肉富彈性、皮膚嫩白光潤。

四、美膚去皺飲：芹菜、花椰菜、番茄、紅葡萄、柚子、橘子、蜂蜜、牛奶各適量。將芹菜、花椰菜、番茄、柚子、橘子放入果汁機中打成汁；葡萄單獨榨汁備用；將蜂蜜和牛奶加溫水調勻；以上混合均勻即可飲用。每日一～二次。經常服用具有豐肌澤膚及減輕皮膚皺紋功效，使皮膚嫩白紅潤富有光澤。

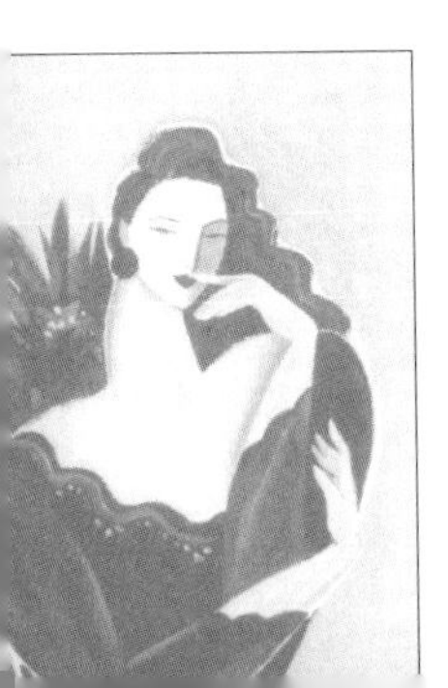

第二節　如何防治黃褐斑？

黃褐斑，又稱蝴蝶斑，是一種常見的色素沈澱性疾病，常見於正在孕育寶寶的婦女。黃褐斑一般與內分泌，特別是性激素失調有關。當人體肝臟或腎臟功能不好，卻又過多接受紫外線照射時，臉部極易生出黃褐斑。同時，遺傳造成的黃褐斑體質也是原因之一。另外，精神因素、慢性消耗性疾病、婦女妊娠期和某些劣質化妝品刺激也會引發本病。

專家們認爲，如果飲食中長期缺乏谷胱甘肽，皮膚內的酪氨酸就會形成多巴醌，進而氧化成多巴素，形成黑色素，從而發生色素沈澱。

所以，黃褐斑患者要經常攝入富含維生素C的食物，如柑橘類水果、番茄、青辣椒、山楂、鮮棗、獼猴桃、新鮮綠葉菜等。因爲維生素C爲氧化劑，能抑制皮膚內多巴酶的氧化作用，使皮膚內的深色氧化型色素轉化爲還原型淺色素，抑制黑色素的形成。因此，經常吃富含維生素C的食物，可以使色素減退，對防治黃褐斑大有益處。

檸檬中含有檸檬酸、果膠和豐富的維生素C、維生素D等，若製成沐浴用品，能使皮膚滋潤光滑。

若是妊娠期間產生的黃褐斑，那麼可以在產後半年內自行消失。如果長時間未消退，則可在醫生指導下口服維生素C，每次二片，日服三次；或口服複合維生素B，每次○．二克，日服三次。

黃褐斑者平時不宜過量食用刺激性食品，如酒、濃茶、咖啡等，以免加重病情。

食療小秘方

一、**桃仁牛奶芝麻糊**：核桃仁三十克，牛乳三百克，豆漿二百克，黑芝麻二十克。先將核桃仁、黑芝麻放入小磨中磨碎，與牛乳、豆漿調勻，放入鍋中煮沸，再加白糖適量，每日早晚各吃一小碗。長期食用可潤膚美白，適用於皮膚黃褐斑及皺紋皮膚。

二、**牛奶核桃飲**：牛奶、豆漿、黑芝麻各二百克，核桃三百克。將核桃、芝

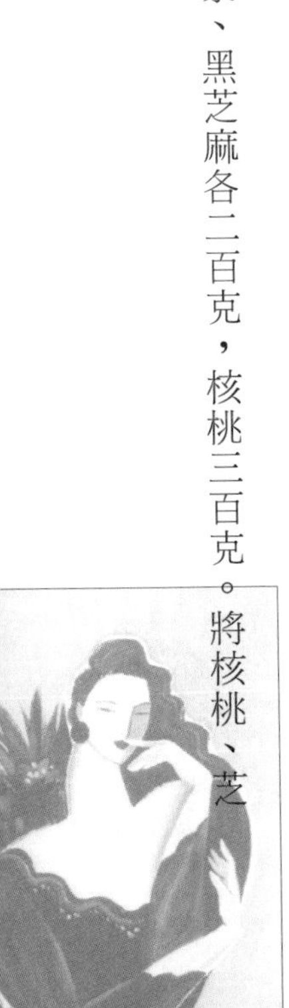

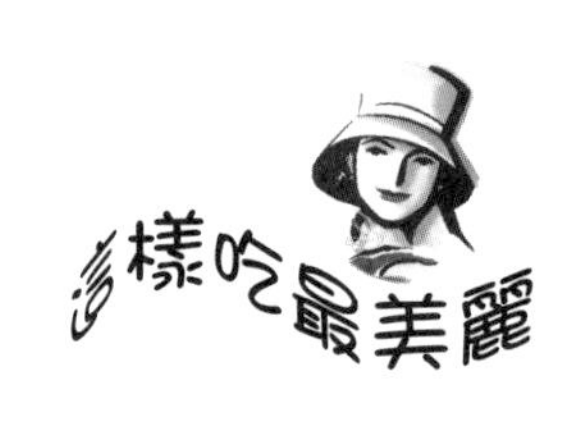

麻、牛奶和豆漿混合均勻，並磨成漿，磨好後倒入鍋內煮沸，加入少量白糖調味，還可以在煮沸時，打入生雞蛋，邊攪邊煮。每日一次，每次一小碗。可以經常食用。

三、**美膚汁**：雪梨一百克，甘蔗二百克，葡萄三百克，蜂蜜一百克。將雪梨、甘蔗、葡萄洗淨攪汁去渣，與蜂蜜混合裝瓶備用。早晚各吃十毫升，用開水兌服。

四、**消斑飲**：黃豆、綠豆、赤小豆各一百克，白糖適量。將上述豆類洗淨浸泡至發脹後混合搗汁，加入適量清水煮沸，用白糖調味飲服，一日三次。

五、**三仁美容粥**：桃仁、甜杏仁、白果仁各十克，雞蛋一個，冰糖十克，粳米五十克。

將桃仁等三味研成細末；粳米淘洗乾淨，放沙鍋內，加桃仁等三味中藥細末和適量水，旺火煮沸，打入雞蛋，改用文火煨粥。粥成時加入白糖調勻。每日一劑，早餐食用。二十劑爲一個療程，間隔五日後可接著下一個療程。此粥具有活血化瘀、潤腸通便、護膚美白的功效。

六、美膚散：白瓜仁（冬瓜子）一百五十克，桃花一百二十克，白楊皮六十克，共研細末調勻，裝瓶備用。飯後開水沖服十克，每日三次。若欲使臉白，白瓜仁加量；欲使臉紅，桃花加量。若無白楊皮，也可用橘皮代替。適用於臉色枯黃，容顏憔悴，或臉色晦暗的女子。

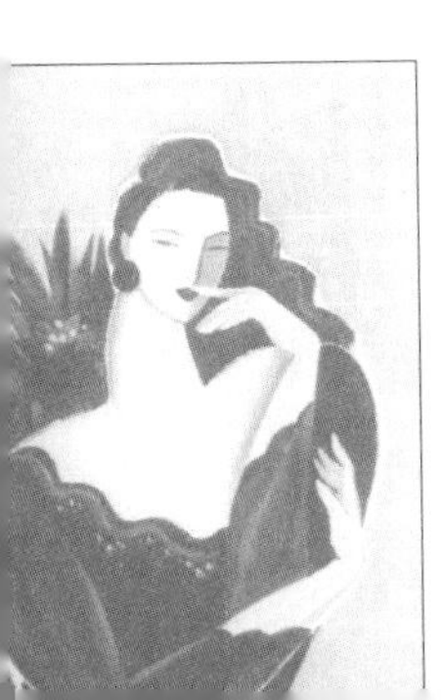

第三節　如何祛除雀斑？

雀斑爲淡褐色或深褐色小斑點，常於顏面、頸肩及手背等暴露部位的皮膚出現。皮膚白皙的女性經過長時間陽光曝曬後，易患此病，常於兒童期發病，年齡較大可自行消退。

本病基本的病因爲物理性光損傷所致，少數人與遺傳有關。其症狀爲大小不等、密集或散佈的淡褐色斑，界限清晰分明。

此病常常引起女性的極大煩惱。

食療小秘方

一、**去斑美膚汁**：取紅蘿蔔、芹菜各五十克，蘋果半個，雪梨一個，檸檬四分之一個，放入果汁機中打汁，一次飲完，每週二～三次。

二、**胡蘿蔔汁**：將鮮胡蘿蔔研碎擠汁，取十毫升～三十毫升，每日早晚洗完臉後，用鮮汁拍臉，待乾後用塗有植物油的手輕拍臉部。此外，每日喝一杯胡蘿蔔汁也有去斑作用。因為胡蘿蔔中含有豐富的胡蘿蔔素，胡蘿蔔素在體內可轉化為維生素A。維生素A具有滑潤、強健皮膚的作用，並可防治皮膚粗糙及雀斑。

三、**番茄汁**：每日喝一杯番茄汁或經常吃番茄，對防治雀斑有較好的作用。

四、**果菜美膚汁**：香菜、芹菜、黃瓜、草莓、檸檬各適量。將前四種果菜洗淨，榨汁，滴入檸檬汁飲用，每日一次。有美顏增白功效。

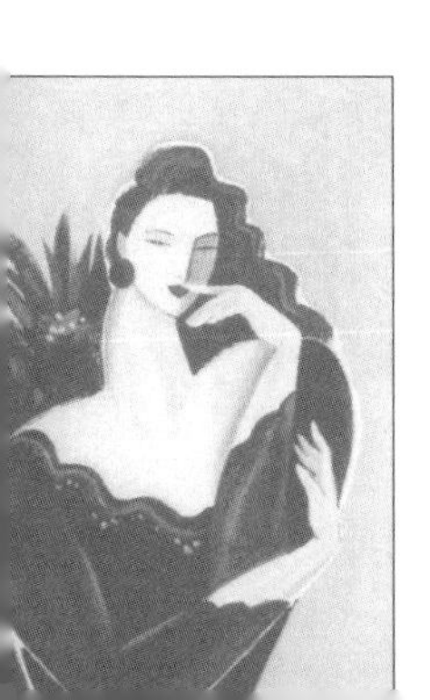

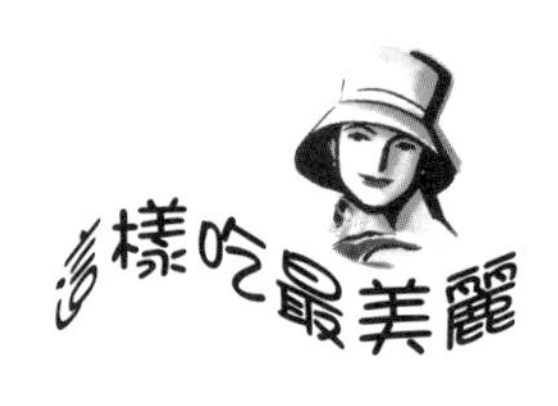

第四節　如何防治粉刺？

痤瘡，俗稱粉刺或青春痘，是處於青春期的少男少女常見的皮膚病。

由於青春期的男女體內的性激素分泌增多，就會促使皮脂腺功能異常旺盛，產生大量皮脂。另一方面，性激素可促進毛囊口的上皮角質化過度，使毛囊口被角質堵塞，皮脂無法順利排出，以致在皮脂腺內堆積。痤瘡患者的皮脂成分不正常，也可能是導致此病的一個因素。另外，在皮脂腺毛囊寄生的一些細菌（如粉刺桿狀細菌），在厭氧條件下大量繁殖，分解皮脂，產生一種有刺激的物質，叫游離脂肪酸。它可以透過皮脂腺毛囊的微小裂隙外溢，導致周圍皮膚組織發炎。

不過，並非每個青年人都會長痤瘡，因爲遺傳體質也是引起本病發生的一個重要因素。

飲食不當，食用過量刺激性食物，致使皮脂腺分泌異常，也是本病發生的主要誘因。因此，首先要改變不良的飲食習慣，多吃能促進體內血液變成鹼性的蔬菜、水果，少吃高脂肪、高糖及刺激性食物。

具體應注意以下幾點

一、多吃富含維生素A群和B群的食物。維生素A有益於上皮細胞的增生，能防止毛囊角質化，消除粉刺，調節皮膚汗腺功能，減少酸性代謝產生對表皮的侵蝕。維生素B_2能促進細胞內的生物氧化過程，參與糖、蛋白質和脂肪的代謝，各種動物性食品中均含有豐富的維生素B_2。維生素B_6參與不飽和脂肪酸的代謝對本病防治大有益處。富含鋅的食物也有控制皮脂腺分泌和減輕細胞脫落與角化作用。

二、痤瘡患者大多數有內熱，飲食應多選用具有清涼祛熱、生津潤燥作用的食品。

三、凡含油脂豐富的動物肥肉、魚油、動物腦、蛋黃、芝麻、花生及各種糖和含糖高的糕點等食品最好少吃。

四、辛辣溫熱食物能刺激機體，常常導致痤瘡復發，所以應忌食辛辣溫熱的食物。

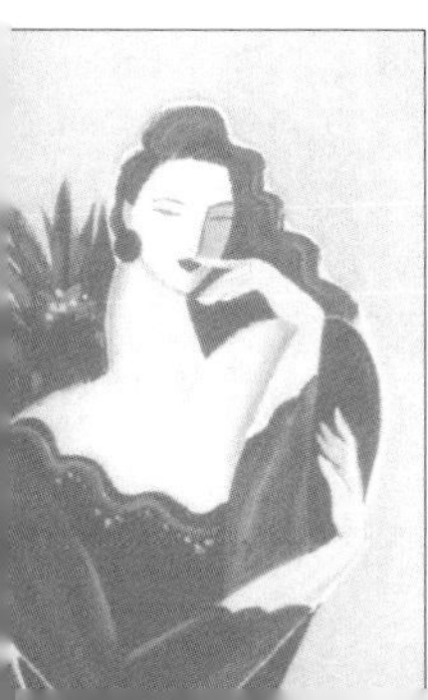

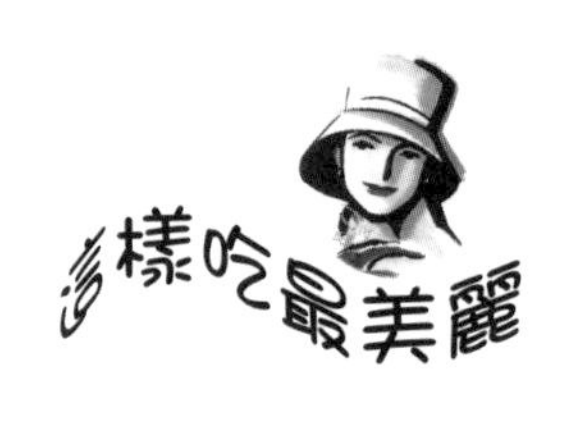

◆推薦食品

一、**富含維生素A豐富的食物**：金針菜、胡蘿蔔、西蘭花、小白菜、茴香菜、薺菜、菠菜、動物肝臟等。

二、**富含的維生素B_2的食物**：動物內臟、瘦肉、乳類、蛋類及綠葉蔬菜等。

三、**富含維生素B_6的食物**：蛋黃、瘦肉類、魚類、豆類及白菜等。

四、富含鋅的食物：瘦肉類、牡蠣、海參、海魚、雞蛋、核桃仁、葵花子、蘋果、蔥、金針菇等。

五、具有清涼祛熱、生津潤燥作用的食物：瘦豬肉、豬肺、兔肉、鴨肉、蘑菇、木耳、芹菜、油菜、菠菜、莧菜、萵苣、苦瓜、黃瓜、絲瓜、冬瓜、番茄、綠豆芽、綠豆、黃豆、豆腐、蓮藕、西瓜、梨、山楂、蘋果等。

忌食食品

酒、濃茶、咖啡、辣椒、大蒜、韭菜、狗肉、雀肉、蝦、羊肉、雞肉、南瓜、芋頭、龍眼、栗子、鯉魚、鰱魚等食物。

食療小秘方

一、**枇杷葉膏**：將鮮枇杷葉（洗淨去毛）一千克，加水八千毫升，煎煮三小時後過濾去渣，再濃縮成膏，兌入蜂蜜適量混勻，貯存備用。每次吃十克～十五克，每日二次。能清解肺熱，化痰止咳，適用於痤瘡、酒糟鼻等。服藥期間忌食辛辣刺激性食物及酒類。

二、**海藻苡仁粥**：海藻、昆布、甜杏仁各九克，苡仁三十克。將海藻、昆布、甜杏仁加水適量煎煮，棄渣取汁液，再與苡仁煮粥食用，每日一次，三週為一個療程。能夠活血化瘀，消炎軟堅。

三、**枸杞消炎粥**：枸杞子三十克，白鴿肉、粳米各一百克，細鹽、味精、香油各適量。洗淨鴿肉，剁成肉泥。洗淨枸杞子和粳米，放入沙鍋中，加鴿肉泥及適量水，文火煨粥，粥成時加入細鹽、味精、香油，拌勻。每日一劑，分二次食用，五～八劑為一個療程。具有養陰潤膚、消癰退腫的功效，適用於皮膚有感染、臉長粉刺者。

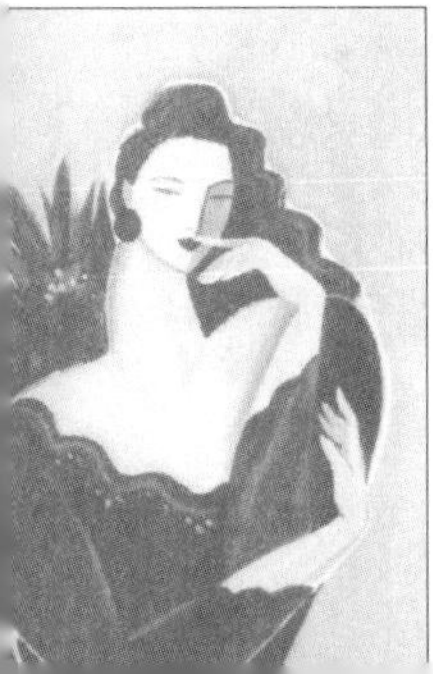

四、果菜綠豆飲：取小白菜、芹菜、苦瓜、柿椒、檸檬、蘋果、綠豆各適量。先將綠豆煮三十分鐘，濾其汁；將小白菜、芹菜、苦瓜、柿椒、蘋果分別洗淨切段或塊，榨汁，調入綠豆汁，滴入檸檬汁，加蜂蜜調味飲用。每日一～二次。有清熱解毒，防治粉刺之功效。

五、果菜防痤汁：取苦瓜、黃瓜、芹菜、梨、橙、鳳梨各適量。將苦瓜去籽，鳳梨去皮，切塊；將黃瓜、芹菜、梨、橙及苦瓜、鳳梨一同榨汁，調入蜂蜜飲服。每日一～二次。具有清熱解毒、殺菌的功效，適用於防治痤瘡。

第五節　如何防治白癜風？

白癜風是由於皮膚色素代謝紊亂而引起的皮膚色素脫失的疾病，其患者也就是我們常說的白化病人。

該病的發病原因是由於免疫功能障礙，致使黑色素細胞破壞而引起。此病主要是由神經化學因素、自體免疫因素，以及黑色素細胞自毀等因素影響所致。部分患者有家族史，另外，硫醇、酚化合物、兒茶酚、硫基氨及些許可抑制酪氨酶會對黑色素細胞直接產生毒性作用，阻止黑色素形成。某些患者在接觸到這類物質後，也會誘發白癜風。

此病常好發於臉部、額部、胸部、頸部、腋下、手背、乳頭、臍、膝、肛門、外陰等處。皮膚表現爲無色素的白斑。形狀各式各樣、大小不等，多數爲對稱分佈。這種白斑對陽光較敏感，稍曬即發紅，影響美容。

患有白癜風的患者除了到醫院進行正常治療外，還應在飲食上注意以下方面：

一、增加富含酪氨酸酶食物的攝入。黑色素的形成是酪氨酸在酪氨酸酶的作用下形成多巴醌，進而氧化成黑色素。而酪氨酸主要來源於食物，酪氨酸酶則需要有銅、鋅等微量元素參與，其活性才能增強，應食用富含酪氨酸和銅、鋅豐富的食物。

二、減少富含谷胱甘酶食物的攝入。飲食中如果長期缺乏谷胱甘肽，皮膚內的酪氨酸酶的活性就會得到增強。因此，白癜風病人應少吃或不吃含谷胱甘肽豐富的食物。尤其不宜喝酒，否則會使病情加重。

三、少吃含維生素C豐富的食物。維生素C能降低血清銅或血清銅氧化酶，多吃富含維生素C的食物，能降低酪氨酸酶的活性，不利於黑色素形成。因此，白癜風病人應避免服用維生素C，少吃富含維生素C的蔬菜和水果。

推薦食品

一、**富含酪氨酸和銅、鋅的食物：**動物肝臟、瘦肉、蛋類、豆類和新鮮蔬菜等。

二、**多吃胡蘿蔔、芹菜、茄子、油菜、葡萄、蘋果、核桃、花生、芝麻等。**

三、**含銅豐富的食物**：田螺、河蚌、杏乾、杏脯、南瓜脯、花生、葵花子、西瓜子等。

忌食食品

一、**含谷胱甘肽豐富的食物**：洋蔥、大蒜、番茄、魚、蝦、羊肉、辣椒等。

二、**富含維生素C的食物**：青椒、番茄、柑橘、柚子、檸檬、山楂、鮮棗等。

食療小秘方

一、**茴香豆**：黑豆先以水浸泡軟後，用八角茴香及適量鹽煮熟或炒食。每日吃五十～九十克爲宜。經常內服黑豆能促使黑色素原轉變爲黑色素。

二、**芝麻鹽**：將黑芝麻炒熟，加鹽，研碎成芝麻鹽，蘸饅頭、麵包或拌粥食用。黑芝麻有啓動局部異常黑色素細胞及再生黑色素功能。

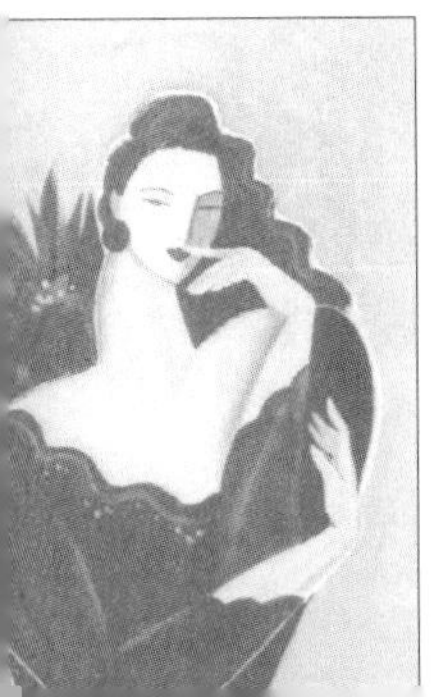

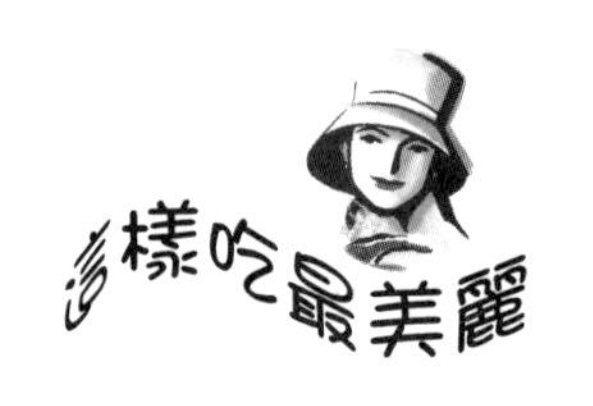

三、**無花果汁**：每日吃二～三次無花果，每次吃二～三個。常吃無花果能增強皮膚表層黑色素細胞的密度，並能增強黑色素細胞內酪氨酸酶的活性。

四、**白酒芝麻油**：用白酒十毫升～十五毫升，送飲十毫升～十五毫升芝麻油，每日二次，連用二個月以上。適用於白癜風，尤其是臉部白癜風者。忌食生冷、豬、雞、魚、蒜一百天。

五、**白芷燉魚頭**：取白芷九克，魚頭一個，加適量水燉湯，油鹽調味食用。可以連續食用。

第六節　如何防治脂溢性皮炎？

脂溢性皮炎好發於皮脂腺較多的部位，如頭皮、臉部、背部、腋部、會陰等，重者可泛發全身。

其主要症狀是皮膚上出現略帶黃色的輕度紅斑，伴細膩性鮮屑和結痂，皮膚有搔癢感。如果發生於頭皮，長期不癒可導致頭髮脫落稀疏，這時就會轉爲脂溢性脫髮。

脂溢性皮炎應在飲食方面注意以下問題：

一、**多食富含維生素A、B_2、B_6、E的食物**。維生素A、B_2、B_6對脂肪的分泌有調節和抑制作用。維生素E則能促進皮膚血液循環、改善皮脂腺功能。

二、**忌食辛辣刺激性食物**。刺激性食物可以影響機體內分泌，從而造成皮膚刺癢，影響疾病治療。

三、**忌食油膩食物**。油膩食物主要是指動物性油脂類，這類食物攝入過多會促進皮脂腺的分泌，使病情加重。同時，也要少吃甜食和鹹食，以利於皮膚的康復。

此外，患者在洗臉洗頭時，最好不用肥皂，更不要用熱水燙洗止癢，因爲皮脂溢出主要是皮脂腺功能亢進，常用熱水、肥皂洗去皮脂，由於刺激作用，會使皮脂腺更爲活躍，加重皮脂溢出。

推薦食品

富含維生素A、B_2、B_6、E的食物：動物肝、胡蘿蔔、南瓜、花生、捲心菜、芝麻油、菜子油等。

忌食食品

一、辛辣刺激性食物：辣椒、胡椒、芥末、生蔥、生蒜、白酒等。

二、含動物性脂肪多的油膩食物。

◆食療小秘方

一、**苡仁蘿蔔纓粥**：苡仁、蘿蔔纓、馬齒莧各三十克。將以上三味洗淨，蘿蔔纓和馬齒莧切碎，加水適量，煮粥，每日一劑，一個月為一個療程。具有清熱利濕的功效。

二、**大棗豬油湯**：大棗一百克，生豬油六十克。將大棗、生豬油放入鍋內加適量水，煮熟食用。每週三次，十二次為一個療程。具有祛風清熱、養血潤燥的功效。適用於乾性脂溢性皮炎。

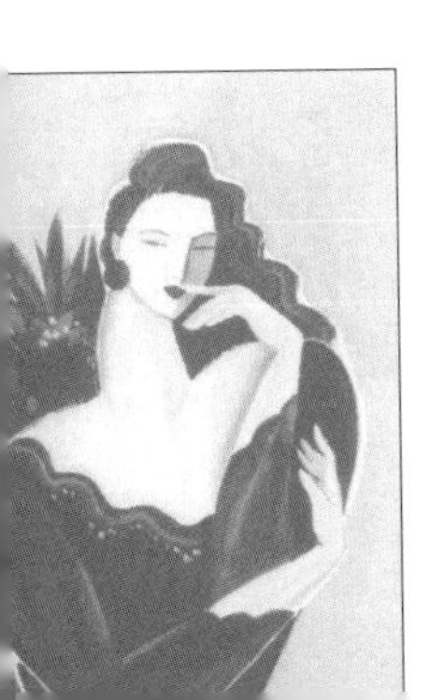

第七節　窈窕淑女美容餐

《紅樓夢》中寶玉曾說：「女兒是水做的骨肉，我見了就覺得清爽。」這一肺腑之言當即贏得黛玉芳心暗許。

其實，女人本來就是如水一般嬌柔美麗的，女人和水有不解之緣。試想想，女人還能有什麼地方離得開水呢？

如果沒有水就沒有女人的千嬌百媚，如果沒有水，又哪有纖纖麗人的兒女多情？

在世間的萬千食物中，靚湯和美粥應當是最適宜女人食用的東西，當然還有一些專供女性享用的酒，那更爲女性平添了一份柔情。

靚湯和美粥富含水分，也易於消化吸收，能夠達至不同的功效，還能做出各式各樣的口味。譬如，女性在月經期和懷孕期，需要服食補血粥、歸心益氣湯；女性在更年期需要服食養心安神粥；想要美容者，可以選用美容靚湯；想要減肥者也可選用減肥消脂粥等。

靚湯和美粥是女性走向健康美麗之路的又一選擇。

◆麥皮牛奶粥

原料：麥皮一百克，牛奶三百克，奶油五克，白糖一百克。

製作：將麥皮浸泡三分鐘，加水煮粥，將熟時放入牛奶煮十分鐘，加奶油、白糖及少量鹽，麥皮開花即可食用。

服法：早晚餐服食。

功效：益氣健脾，美顏健身。麥皮（麥麩）為一種高纖維食物，有防治便秘之功效。牛奶營養豐富，易於消化吸收。此粥能全面補充體力，適宜體弱胃氣尚可者食用，是病後康復的理想膳食。

◆阿膠白皮粥

原料：阿膠十三克，桑白皮十三克，糯米九十克，紅糖七克。

製作：將桑白皮洗淨，入砂鍋煎汁，取汁兩次。糯米洗淨，入鋁鍋，加清水煮十分鐘後，倒入藥汁、阿膠，加入紅糖煮成粥。

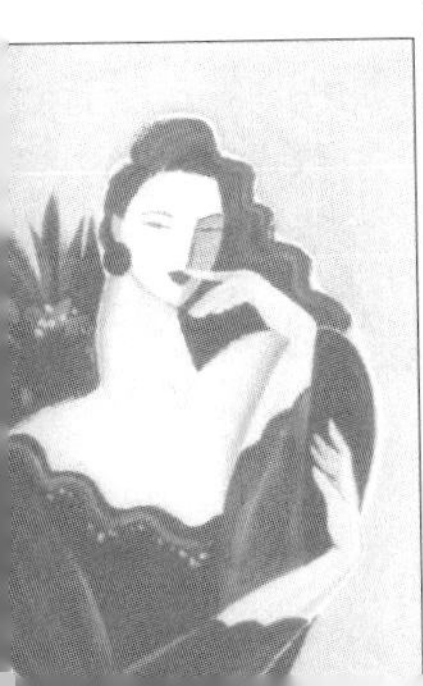

服法：趁熱空腹服。

功效：清肺潤燥，滋陰補血，潤膚美顏。

宜忌：凡脾胃虛弱、消化不良，有實熱症、寒症及出血症及內有瘀滯者，不宜食用。

◆桂圓枸杞粥

原料：桂圓肉十五克，枸杞十克，紅棗五枚，糯米一百克。

製作：將桂圓肉、枸杞、紅棗、糯米分別洗乾淨。砂鍋置中火上，加清水，放入糯米煮開後十分鐘，加入桂圓肉、枸杞、紅棗煮成稀粥即可。

服法：晨起空腹服用，晚上睡前服用。

功效：養心安神，健脾補血，悅色養顏。適宜於年老、體弱、久病耗傷者食用。

◆扁豆粥

原料：白扁豆二十克，糯米五十克，紅糖八克。

製作：將白扁豆洗淨，用溫熱水泡脹。糯米洗淨，入砂鍋加清水，用旺火燒開，改用文火煮稠，熟時加入紅糖服食。

服法：每日二次，常服有益無害。

功效：健脾化濕，潤膚美顏。

◆人參黃芪粥

原料：人參4克，黃芪18克，糯米70克，白糖4克，白術8克。

製作：將人參、黃芪、白術加工成薄片，用清水煎成濃汁，取出藥汁後，再加水煎開後取汁。早晚分別取汁煮糯米粥，加白糖趁熱吃。

服法：每日2次。

功效：補正氣，抗衰老，美容顏。人參大補元氣，補益脾肺，生津止渴，安神增志；黃芪升陽益氣，托毒生肌，並有美白皮膚作用，皮膚黃白、失潤少華者可常食黃芪。

宜忌：服此粥時忌同時吃蘿蔔和茶葉，兒童不宜服。

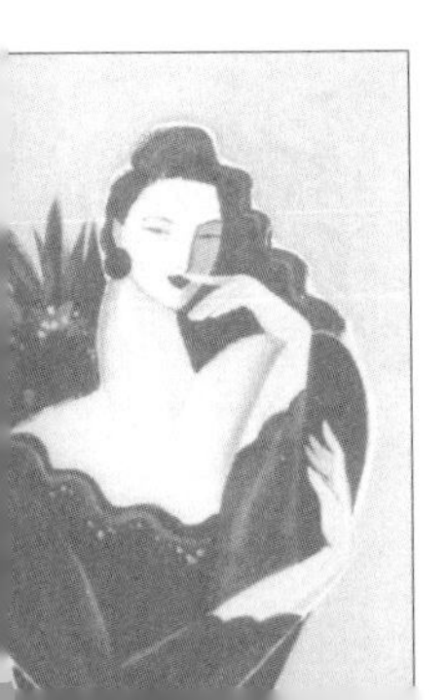

◆當歸熟地羊肉粥

原料：羊肉五百克，當歸、白芍、熟乾地黃、黃芪各十五克，生薑末五克，鹽三克，味精適量，糯米一百克。

製作：取精羊肉，留一百二十克細切，剩餘的羊肉，先以水三千毫升，加上藥共煎汁一千五百毫升，去藥渣下米煮粥，將熟時，入切細羊肉煮至肉熟，加入薑末、鹽、味精即可。

服法：早晚空腹食用。

功效：補氣益血，頤養容顏。適用於氣血虧虛，面色萎黃無華者。

◆羊脊骨粥

原料：大羊脊骨一具，青小米一百克，鹽適量。

製作：先將羊脊骨斬碎，煮沸後撈出羊骨，取汁，再將小米洗淨後，加入羊骨汁煮粥。待粥熟後加適量鹽即可服食。

服法：可於早晚佐餐服食。

功效：益陰補髓，潤肺澤膚。適用於陰虛不足，虛勞瘦弱，皮膚、毛髮乾燥等症。

◆蓯蓉羊腎粥

原料：肉蓯蓉十五克，羊腎一具，羚羊角屑十五克，磁石二十克，苡仁二十克。

製作：將肉蓯蓉清洗去土，再與羚羊角屑、磁石一起水煎，去渣取汁。羊腎去脂膜切細後與苡米一起放入藥汁煮粥即可。

服法：空腹隨意服食。

功效：滋陰平肝，強壯補虛。適用於肝腎不足、身體羸弱、面色黃黑、鬢髮乾焦、頭暈耳鳴等。

◆酥蜜粥

原料：酥油三十克，蜂蜜十五克，粳米六十克。

製作：先將粳米入鍋，煮沸後，加入酥油、蜂蜜，煮熟待食。

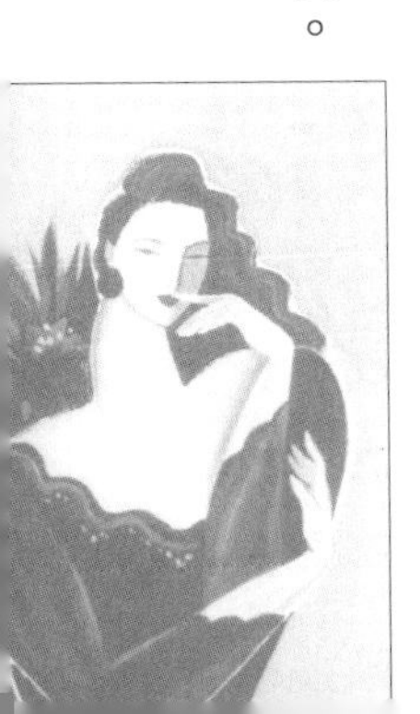

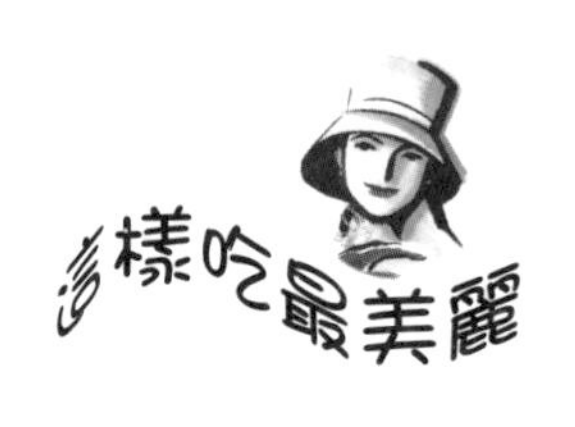

服法：每日一次，佐餐服食。

功效：補五臟，益氣血，潤肌膚。適用於體弱羸瘦、皮膚乾燥、枯槁粗糙等症。

◆菊花糯米粥

原料：黃菊花五朵，糯米一百克，白糖適量。

製作：菊花洗淨，淘淨糯米，入鍋加水，煮成粥，加白糖即成。

服法：隨意服食。

功效：除胸熱、安腸胃、利五臟、調四肢、養肝血、益膚色等。

◆綠豆豬肝粥

原料：綠豆五十克，豬肝、陳粳米各一百克。

製作：將綠豆和陳粳米洗淨一同入鍋，加水一千毫升，先旺火後文火煮熬成粥，再放入肝片，肝熟即成。

服法：日服三次。

功效：具有清熱養血、明目褪黃等功效。

◆棗仁桂圓粥

原料：酸棗仁三十克，桂圓肉十五克，紅糖十克，粳米一百克。

製作：將酸棗仁、桂圓肉洗淨，桂圓肉切成小粒，一同入鍋，加水一千毫升及粳米同煮成粥。粥熟後調入紅糖。

服法：早晚溫熱食用。

功效：具有補益心脾、安神潤膚功效。適用於心脾氣血不足所致的肌膚乾燥、臉色萎黃者。

◆桃花酒

原料：新鮮桃花，高粱酒。

製作：將桃花陰乾，置於酒中浸泡，以酒高出桃花爲度，浸半月後服用。

服法：每日服用十五毫升。

功效：具有疏肝解鬱、行氣活血功效。適用於肝氣不舒、血行不暢所致的臉

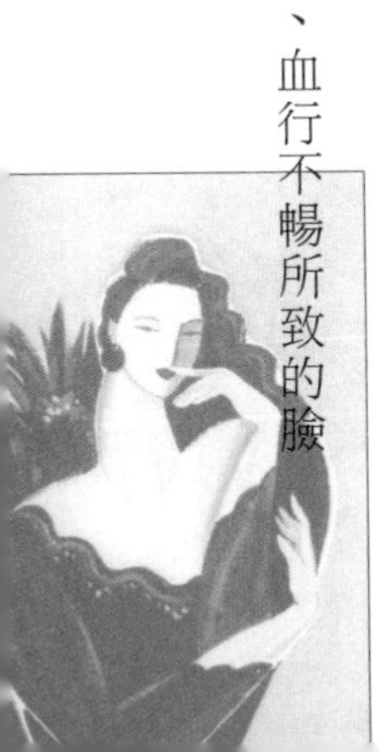

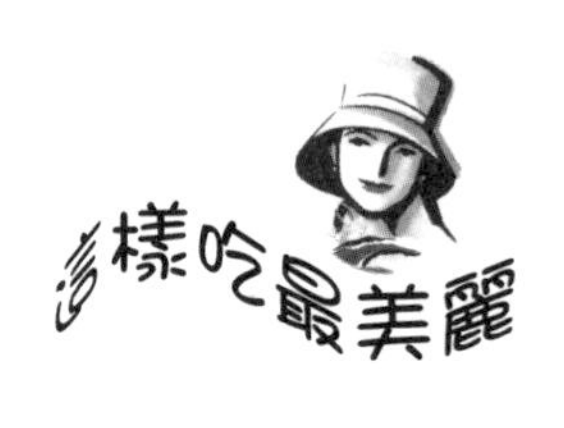

色晦黃，乾燥無華，並可消除黃褐斑，令面白如玉。

◆栗子燉白菜

原料：栗子二百克，鴨湯若干，白菜二百克。

製作：栗子去殼切兩半，鴨湯適量煨栗熟透，再加白菜及調味料適量燉熟即可。

服法：隨飯飲食。

功效：鴨湯滋陰補虛，栗子健脾腎，白菜補陰潤燥，常食可以改善陰虛所致臉色黑黃，並可消除皮膚黑斑和黑眼圈。

◆海參肉片燉竹筍

原料：水發海參二百克，鮮筍一百克，瘦豬肉五十克。

製作：將海參切成長條，與竹筍切片後同放鍋中，加瘦豬肉一起煨熟，再加入適量調味料即可。

服法：隨飯食用。

功效：海參滋陰養血，竹筍清內熱，瘦豬肉益氣強身。常食可改善皮膚粗糙、枯黃，可使容顏光潤。

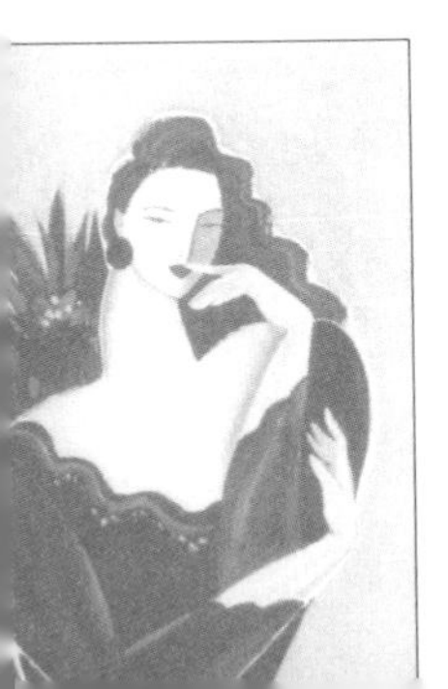

第八節　宮廷美容秘笈

一、**外用護膚物品**：駐容的主要部位就在臉部，古代宮廷中有很多能發揮去皺、美白、潤澤的方法和物品。

1、**面膏**

原料：青木香、白附子、川芎、白蠟、零陵香、香附子、白芷各二兩，茯苓、甘松各一兩，羊髓一升。

主要功效：能夠發揮活血潤膚，祛老除皺的作用。

製作：將以上十味藥物，先切碎成細末，用水和酒各半升，浸泡一夜，然後煎熬，待煮沸以後取下離火冷卻，然後再煮沸，這樣三上三下，第四次再煮時，待酒和水煮乾後停火，濾去藥渣，剩下的膏狀物就是所需的面膏。

用法：平時常用這種面膏敷臉化妝。

2、**展皺膏**

觀其名便可知其功效能夠舒展臉部的皺紋，發揮活血潤膚的作用。本品只用單味的栗子上薄皮，用量任意。製作時先把栗子皮研成細末，再用蜂蜜調和成糊狅便可。專以此來塗臉，使用一個階段後便能見效。

3、蜂蜜蛋白膜

本品之中用鮮雞蛋五個，蜂蜜一湯匙。主要能發揮潤澤皮膚，去除皺紋的作用。製作時取五個雞蛋的蛋清，放在盛器中攪至起泡，然後再加入蜂蜜一湯匙拌勻即成。使用時用清潔的軟刷，慢慢刷到臉部上，待乾之後，再用清水洗去，每週使用兩次。

4、玉容西施散

其主要功效是能夠舒通臉部血脈，潤澤皮膚，使臉色白皙如玉一般。用綠豆粉二兩，白芷、白及、白蘞、白僵蠶、白附子、天花粉各一兩，甘松、山萘、茅香各五錢，零陵香、防風、槁本各二錢，皂莢子二錠組成。把以上十四味藥物研成極細的粉末，在洗臉時皮膚比較濕潤時，用此粉末敷於臉部，保留一段時間以後再用清水洗去。

5、白麵方

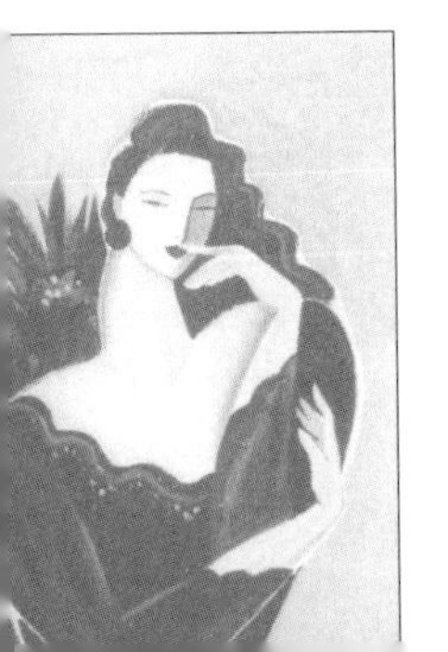

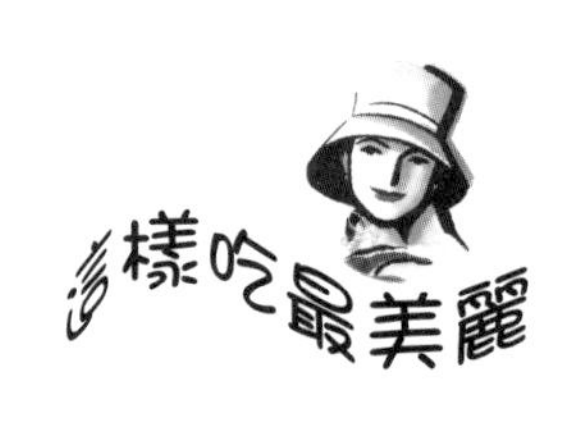

由牡蠣三兩和土瓜根一兩組成，應用時能發揮潤膚美白的作用，製作方法很簡單，把以上兩味藥先研細成粉末狀，再用白蜜調和成糊狀，用時先洗淨皮膚，然後以此塗臉，保留一段時間後，再用溫水洗去。其功效十分迅速，如能儘量避免過度的風吹日曬，效果會更佳。

6、冬瓜洗面藥

選用冬瓜一個，製作時用竹刀刮去冬瓜表面的青皮，瓜肉、瓜瓤、瓜子都用，把瓜肉切成片，用酒一升半，水一升，共同煮爛，再用竹篩去滓，用紗布濾過，上火熬成膏狀，再放入白蜜一升，繼續熬成薄糊狀，以新棉再次濾過便可，同時將此糊塗於臉部，再用手按摩片刻。

7、澤面紅潤膏

由豬胰、蕪菁子、栝蔞子、桃仁各等量組成，具有活血潤膚，紅澤潤面的作用，製作時加酒適量，放入臼中搗成爛糊狀，使用時將藥糊略加稀釋後敷於臉部，即時和長期效果都較好，盡可能減少風吹日曬的不良刺激則效果更佳。

8、華容膏

只有一味藥落葵子，經常應用有較好的活血潤膚、紅澤潤面的作用，製作時取落葵子適量，放入火上蒸一段時間，再放在烈日下曝曬晾乾，剝去表皮，用其內仁研成細末狀，然後調入白蜜少許和勻，常以此塗臉，在使用時先用溫水、香皂洗淨臉部皮膚效果更好。

9、**洗臉光彩方**

以冬桑葉適量，製作時放入適量水浴煎，取其汁收藏，至每年的冬令季節，於清晨洗臉時，取一酒杯冬桑葉汁摻入水中，攪和後洗臉，雖只是單味藥，卻能發揮潤澤皮膚，柔嫩光滑的作用，主要因爲在冬桑葉中含有豐富的維生素A、B_1、B_2等能滋潤肌膚的物質。

二、**內服物品**：局部的妝扮不能從根本上改變人的健康面貌，注重體內氣血陰陽臟腑功能的調和，內服特定的食療秘方，才能使人的面貌得以徹底的改變。

1、**慈禧太后駐容方**

本方爲清代慈禧太后常用的駐容方法，記載於《禦香縹緲錄》一書中，只用單味的珍珠適量，常常服食能發揮皮膚柔嫩光滑的作用，一般每十天服一次，每

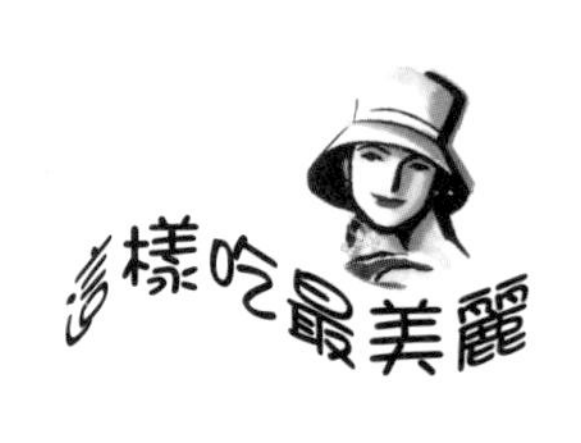

次一小茶匙，用溫茶送服。

具體製作方法要求較高，先取珍珠用清水洗淨，用布包好以後加豆腐和水，放入火上煮兩小時，然後取出洗淨，搗碎以後加少許水，緩緩研磨成細末，要求細到用手蘸粉而無感覺方可，最後乾燥即成。選用的珍珠以天然之物，且粒大、形圓、光耀、平滑、斷面有層紋爲最佳。

據說早年著名的京劇大師梅蘭芳，也是常年服食珍珠粉，才得以在古稀之年仍能扮演妙齡少女的，慈禧太后本人當然也就因常服珍珠粉而在老年仍有嬌好的面容，沒有臉部的皺紋。

2、**卻老養容丸**

本方用中藥黃精十二個，生地黃五個，白蜜五升，製作時取黃精和生地黃的汁，與白蜜一起調和，盛於銅器中，用文火慢慢煎煮成糊稠狀，然後製成藥丸如彈子大小，每天服八次，每次服用一丸，用溫酒研開以後食入，常常服用可以發揮健脾補腎，並使臉部光滑如童子一般。

3、**隋煬帝後宮面白散**

本方是荒淫無度的隋煬帝的後宮嬪妃們常用的悅白面容的方劑，方中由橘皮三份、白瓜子三份、桃花四份組成，製作時將三味藥物搗成細末，再用竹篩濾過，飯後用酒送服一湯匙，常常服用可以發揮活血祛瘀，使人全身皮膚皆白的作用，服用本方一個月左右，就可發揮白淨光潤皮膚的作用。

4、**純陽紅妝丸**

本方主要有補腎助陽，悅澤紅顏的效果，本方取純陽之名，也就是說服用本方以後，可發揮傳說中的神仙呂純陽那樣的紅光滿面，鶴髮童顏的效果，方中用補骨脂四兩、胡桃肉四兩、蓮肉一兩、葫蘆柄四兩組成，把以上四味藥研成細末，用酒調成糊狀，再製成藥丸如梧桐子一般大小，每次服用三十丸，於空腹時用酒送服，效果較好。

5、**仙蓮丸**

具有健脾補腎，悅澤養顏的作用。

丸藥由蓮花七兩、蓮根八兩、蓮子九兩組成，把三味藥物陰放成半乾狀態，放入砂鍋中蒸熟曬乾，再研細成粉末狀，加入白蜜以後製成藥丸，大小如梧桐子

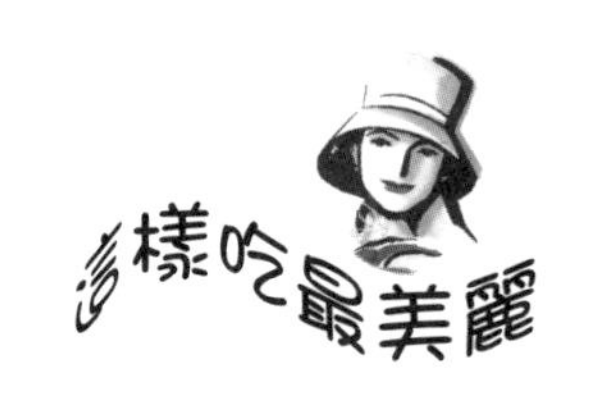

一般，每次服用十克，用開水送服。此三味藥爲同一植物的八個部分，所以各發揮不同的作用。蓮子可以輕身耐老、益壽延年，蓮根即蓮藕，生食鮮嫩，煮食壯老，蓮花更能益色駐顏。採集的藥物以「七月七日採蓮花，八月八日採蓮根，九月九日採蓮子」爲最佳。

第二篇
淑女美髮坊

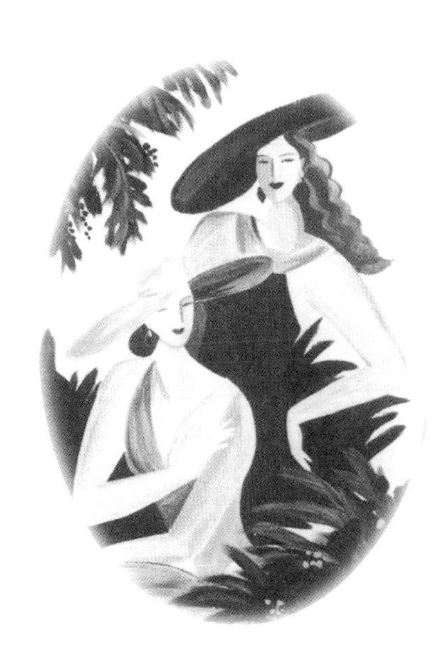

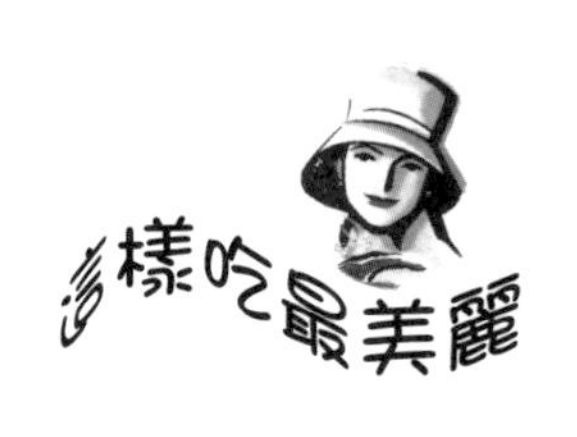

頭髮位於人體的最高部位，黑亮美麗的青絲，總是能給人一種光彩奪目的感覺。那麼，什麼樣的頭髮才算是健康呢？

任何女性都不會忘了洗髮液廣告裡，女模特兒左右晃動的一頭青絲，那像瀑布一樣從頭頂一瀉而下的長長秀髮，潤滑、光亮、茂盛、烏黑，無論何時都能讓我們怦然心動。

事實上，這樣黑亮的頭髮正是青春和健康的標誌之一。

在中醫裡，醫生們常常認爲，「髮爲血之餘」，所以，我們能從一位女性的頭髮上看出她的身體強弱，她體內氣血的盛衰。

如果她有脫髮、白髮及頭髮過細和過乾，那麼她的體內一定缺乏某種營養成分。事實上，頭髮的各種形態是跟體內的各種營養成分密切相關的。

譬如，銅元素就是頭髮合成黑色素必不可少的元素。當人體內銅的含量低於正常值時，一般會引起新陳代謝紊亂和貧血，更可使頭髮生長停滯、褪色和發生白髮。一個愛好美麗的女子怎麼能以一頭白髮出外示人呢？

這時，我們可以建議這位女子多吃動物肝臟、瘦肉、蛋類、大豆以及硬果類食品，因爲這些食品裡，除富含銅元素外，還含有泛酸。泛酸同樣有促進黑色素粒形成的作用，也是烏髮的重要營養物質。

鋅元素也跟頭髮的病變密切相關，缺乏鋅可導致脫髮，如斑禿等病症。禿髮則與鐵元素缺乏有關，占禿髮發病率的30％，因缺鐵而引起禿髮的女士，我們建議她多吃富含鐵質的食物，如動物肝臟、蛋黃、木耳、豆類、金針菜、苜蓿芽、芥菜、紅菜苔、芹菜、莧菜、芝麻、海帶等食品。另外，多吃富含維生素C的新鮮蔬菜和水果也是非常必要的，因爲這將有利於鐵的吸收。鐵是構成血紅蛋白的主要成分，血液是養髮之根本，所以，爲了使頭髮健美，從飲食中補充鐵質是非常必要的。

微量元素碘，可以刺激甲狀腺分泌腺素。甲狀腺素可使頭髮烏黑秀美，女士們也應多吃富含碘的食物，如海帶、紫菜、海參、蛤等海產品。

胱氨酸缺乏是頭髮脫落的原因之一，所以嗜好高脂肪高熱量者比較容易禿頂，這類患者先是表現爲頭油較重，頭髮油亮，後漸漸乾枯變脆或分叉，最後導致禿頂。這類患者的膳食中應增加胱氨酸的攝入量。建議女士們多吃富含胱氨酸和蛋白質的食物，如黑米、燕麥、麵筋、玉米、黑豆、黃豆、花生仁、葵花子、西瓜子、南瓜子等。

富含優質蛋白質、維生素C、維生素E、維生素B_1的食品，都有營養頭髮之功效。

科學家們透過對頭髮健康的研究認爲，調整飲食對毛髮生長有明顯的促進作用。所以，要使額頭的頭髮稠密，就應多吃新鮮水果、蔬菜等食物，如胡蘿蔔、洋蔥、草莓、桑椹、蘋果、梨、杏、獼猴桃、西瓜、甜瓜等；而要使頭頂端的頭髮稠密，就應少吃脂肪類食物，烹調油也應用葵花子油和芝麻油；多吃胡蘿蔔、菠菜及所有的紅色水果、深顏色蔬菜和各種能吃的野果，是使腦後部頭髮稠密的方法。

另外，黑芝麻和核桃是頭髮健美最好的食品，應當長期食用。

總之，要使頭髮秀美，我們就必須給它充分的營養，要在飲食中注意合理搭配，確保蛋白質，以及與頭髮健美關係密切的脂肪酸、鐵、銅、碘、鋅及各種維生素的供給。還應避免有損於頭髮健美的飲食習慣，如高脂肪高熱量，飲烈酒、濃茶及食用過於油膩、辛辣食物等。因爲只有注意飲食的合理調配，吸取全面的營養，才是頭髮健美的基礎。

推薦食品

一、**水果類**：杏子、芒果、檸檬、桃、紅果、黑棗等。

二、**乾果類**：杏乾、芒果乾、葡萄乾、柿餅、蜜棗、葵花子、核桃仁、芝麻、花生、乾桑椹、枸杞子等。

三、**蔬菜類**：胡蘿蔔、莧菜、油菜、菠菜、香菜、芹菜葉、油菜苔、薺菜等。

四、肉類：豬肝、羊肝、牛肝、雞肉、鴨肉、鵝肉等。

五、乳蛋類：雞蛋、鴨蛋、雞蛋黃、雞蛋粉、奶粉、奶油等。

六、水產類：田螺、牡蠣、河蟹、螺獅、淡菜等。

七、穀物類：大麥米、玉米、黃豆、黑豆、紅小豆、扁豆、豇豆等。

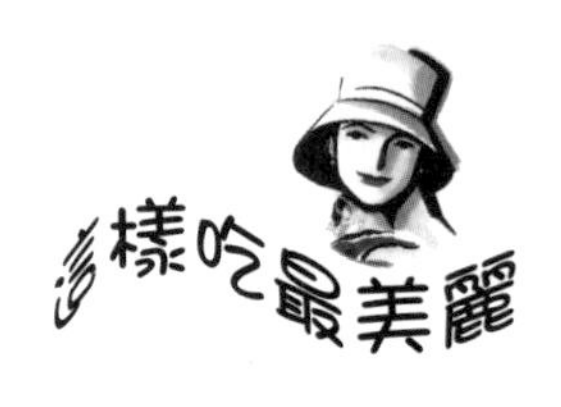

第一章　具有美髮作用的食物

◆大麥

大麥又稱飯麥、糯麥等。一年生草本，為禾本科植物大麥的種子，性味甘，微寒。

大麥裡含有豐富的蛋白質、脂肪、糖類、鈣、磷、鐵、維生素B_1、維生素B_2、纖維素等營養物質。能夠清熱消渴，益氣寬中，補虛，壯血脈，養護烏髮等。

《食療本草》曾記載：「大麥久食之，頭髮不白。」所以，大麥擁有豐富的營養，易於消化，常食能使人體健美的特點早就為古人所知了。

◆芝麻

芝麻又名胡麻。

中醫學認為，芝麻不僅能開胃健脾，利小便，和五臟，助消化，消飽脹，化積滯，降血壓，順氣和中，平喘止咳，治神經衰弱，還能明目烏髮，是極佳的天然美容食品。

據實驗分析，每一百克芝麻中含蛋白質十八・四克，脂肪三十九・六克，鈣六百二十毫克，磷五百一十三毫克，鐵的含量十四・一毫克。此外，還含有卵磷脂和維生素B_1、B_2、尼克酸等。

芝麻的美容作用，跟上述成分是密不可分的。尤其重要的是，芝麻中還含有豐富的卵磷脂，可以防止頭髮過早變白和脫落，從而保持髮烏容秀。

另外，芝麻中含有豐富的天然抗衰老物質—維生素E達三十八・三毫克。維生素E具有較強的抗氧化作用，可以阻止體內產生過氧化脂質，維持含不飽和脂肪酸比較集中的細胞膜的完整性和功能正常，也可防止體內其他成分受到脂質過氧化物的傷害，減少體內脂褐質的積累，從而發揮延緩衰老的作用。

因此，如果能堅持長期食用芝麻，就能達到烏鬚黑髮，強壯筋骨，健腦長壽。芝麻不愧爲美容、健美、強身益壽等多種功效的保健食品。

◆黑大豆

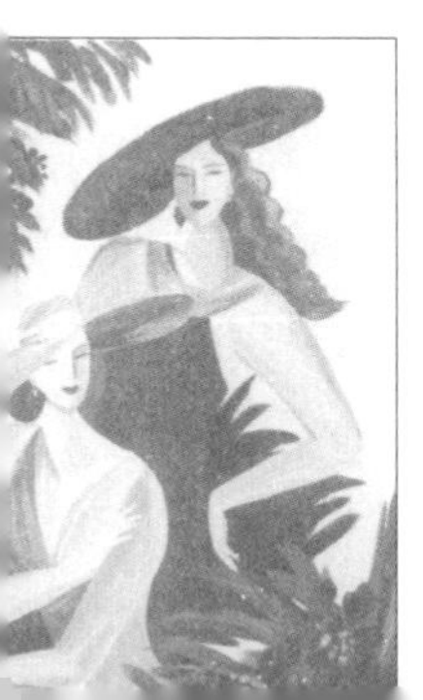

又名烏豆、黑豆、冬豆子。性味甘，平。

黑大豆裡含大量優質植物蛋白、脂肪酸、糖類、胡蘿蔔素、維生素B群、葉酸、煙酸、大豆黃酮酶、異黃酮酶類物質。具有補腎益精，活血澤膚，美髮護髮的功效。

另外，黑豆中還含有的黃酮類物質，有雌激素類作用，經常食用可以烏髮美髮，使頭髮富有光澤和彈性。

◆蓮鬚

又名蓮髮鬚、蓮蕊須。其味甘，澀，性平。

蓮鬚裡含有異槲皮酶、木犀草素、葡萄糖酶、槲皮素及多種維生素。具有清心通腎，烏髮固精等功效。

◆何首烏

又名首烏、制首烏等。性味苦，甘，澀，微溫。

何首烏的主要成分爲大黃酚、大黃素，還含有澱粉、粗蛋白、卵磷脂等成分。具有補肝益氣、養血祛風、健美延年的功效。

何首烏可以入藥、做粥、做酒，長期食用能使人臉色紅潤、頭髮烏黑。因何首烏中含有豐富的卵磷脂，所以也是構成神經組織、白細胞及細胞膜的主要成分，不但可抗動脈硬化，而且能促進毛髮生長，因而它能烏髮美鬚、延年益壽也是不爭的事實。

現代醫學研究證明，何首烏有降血脂及膽固醇、增強機體抗寒能力、促進紅細胞生成等作用，是女性美髮的首選。

◆海藻

在《詩經》裡的《採荇》一詩中就傳達出這樣一個概念，水裡長長的水藻似乎跟女子長長的秀髮天生就有聯繫。

自古以來，藻類就是保養頭髮的佳品，海藻更是如此。

從營養學方面的研究來看，海藻類食物含有豐富的碘，而碘是毛髮不可缺少的營養成分。譬如我們經常食用的海帶、紫菜、裙帶菜等海藻類食物，裡面全都含有豐富的碘。

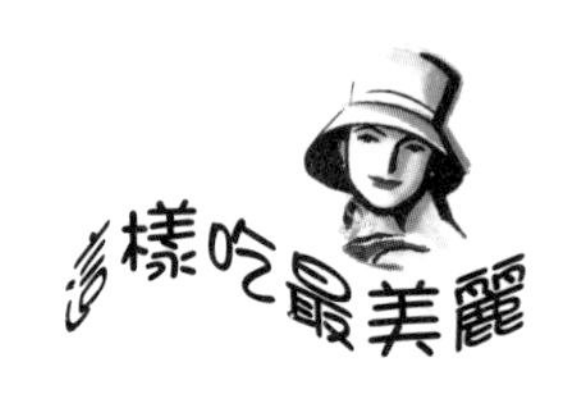

第二章　美髮與飲食

第一節　女性秀髮長存的秘密

在這世上，還有什麼能比擁有一頭青絲般的秀髮更讓女性感到高興的呢？

當我們聽到別人常用青絲秀髮來讚美女性的頭髮時，我們常常會想到那些以「青絲如詩」一名給美髮店取名字的人，的確是獨具匠心啊！

沒錯，老年人是以白髮為代表的，很少有老婆婆七、八十歲了還是一頭烏黑漆亮的秀髮，如果有，那一定是染上去的，在她們的頭上常常是一頭銀絲，還是花白花白的頭髮。因爲黑髮是年輕的標誌，是和美聯繫在一起的，黑髮體現出一種健康的風采。

健康的頭髮能夠反映出人體良好的健康狀態。譬如，健康的頭髮應該是烏黑、發亮、光滑的，不但髮根均勻對稱、不分叉，就連頭髮裡的油分都不多也不少，色澤通體一致，沒有頭皮屑；如果我們摸一摸這樣的頭髮，那麼健康的頭髮在手感上會潤澤、鬆軟、富有彈性，而且易於梳理。

不過，在日常生活中，並不是每個人都有一頭健美的黑髮，甚至有不少人爲自己脫髮而煩惱呢！當然，脫髮並不一定是病，除非是一撮一撮地掉下頭髮。因爲每個人每天都可能有頭髮脫落，數量可以多達數百根。頭髮也有生命，它跟世界上的一切生物一樣有一定的壽命，當一根頭髮長到足夠的時間就會停止生長，這時的頭髮只要受到輕微的刺激，如梳頭、洗頭等就會隨之脫落。

專家們研究認爲，如果每天脫落的頭髮在四十～一百根範圍內都屬正常的生理現象，不過，因季節的不同掉髮的多少會稍稍有一些小變動。

中醫認爲，髮爲血之餘，頭髮與肝、腎密切相關，而且肝除藏血處，還有調理情緒的功能，當人感到緊張、恐怖時，肝膽的生理功能就會受到損傷，肝藏血的功能也會受到破壞，繼而影響頭髮的健康。所以，愛美的女性記得不要生氣哦！

如果妳因爲生氣或別的什麼原因而失去了一頭健康亮麗的秀髮，那也沒有太大的關係，我們只需在飲食上加以注意就行了。

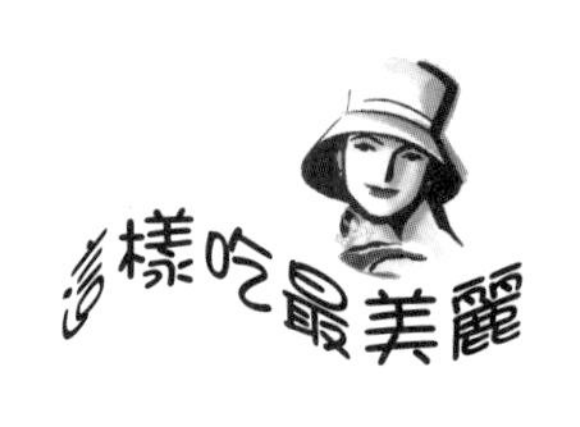

譬如，我們應當少食一些動物脂肪和糖果，因爲這類物質在人體代謝過程中會產生大量的乳酸等酸性物質，使頭髮因失去光澤而變得枯黃。一般而言，習慣嗜甜者，以及愛吃肉、飲酒者，或者長期吃酸性食品者，他們都往往容易過早地染上白髮；另外，吃鹽過多的人也易早生白髮。

頭髮的壽命能有多長？

大概是二到五年吧！比老鼠的壽命長，但比牛的壽命要短，不過牛到老年的時候，全身的毛一定是禿禿的，其實我們的頭髮又何嘗不是如此呢？

在我們生存期間，之所以能保持一頭茂盛的頭髮，就是因爲頭髮雖然不斷地脫落，但也不停地再生。從生理看，人每天再生的新髮約有五十根，如果頭髮的脫落數量超過新生的數量，那麼頭髮就會一天比一天稀少，這就是禿頂的前兆。不過，女性很少有生理性禿頂禿髮現象，這是由於女性荷爾蒙能促進婦女前額、側額和後頭部的毛髮生長，並防止脫髮現象發生。

雖然女性很少禿髮，但也有頭髮變少的現象，我們可以透過合理的飲食促進頭髮生長，減少這種現象的發生。只要在日常飲食中攝入優質蛋白質食品和具有補血作用的食物，以及多吃含有養髮護髮成分的碘的食物、具有烏髮美髮作用的食物，就可以減少這種現象的發生。

在攝入這些美髮、烏髮、養髮食物的同時，女性還應保持飲食的酸鹼平衡，注意日常生活中的飲食營養的合理搭配，保持體內各種營養的平衡，才能延緩白髮早生，減少脫髮，使秀髮亮麗，黑髮長存。

推薦食品

一、**富含優質蛋白質和具有補血作用的食物**：瘦肉類、蛋類、奶類、豆類及供製品、動物肝臟、蛋黃、黑木耳等。

二、**富含碘的食物**：海藻類、海帶、紫菜等海產品等。

三、**具有烏髮美髮作用的食物**：黑芝麻、黑豆、首烏、核桃等。

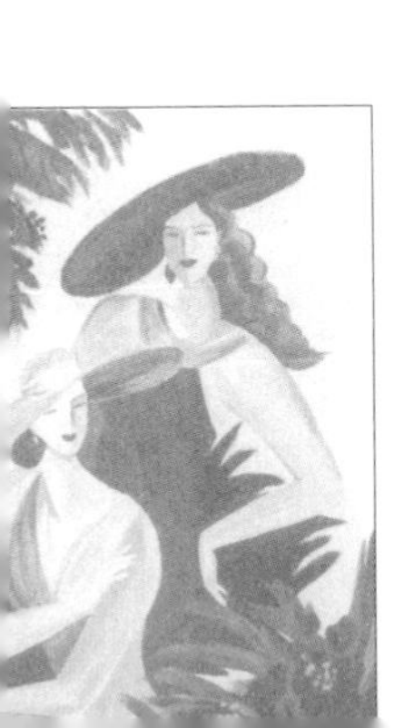

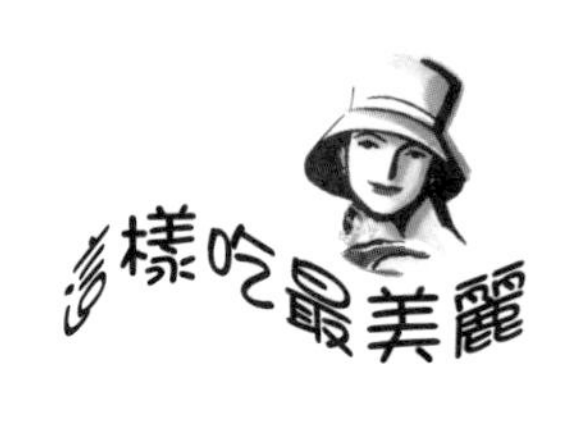

第二節　女性美髮飲食的三大天規

頭髮具有很強的生命力，即使是一個剛剛死去的人，他（或她）的頭髮仍然會狂長些許，甚至一個已故幾千年的人，當風煙散盡之後，肉毀骨枯了，可是他（或她）的頭髮仍然可以保存下來。二〇〇二年在中國長沙馬王堆出土的麗人，就擁有一頭秀美的長髮。

儘管頭髮具有如此強的生命力，但是要維持它的生存，卻需要大量的營養素，所以飲食與頭髮的秀美有最直接的關係。只有供應了各種全面的營養素，才能使頭髮充滿活力。

由於頭髮的營養來自於頭皮上的毛細血管，所以頭髮最需要的營養素是蛋白質，因爲只有蛋白質才能製造出氨基酸，另外，頭髮還需要脂肪、維生素A、維生素E、維生素B_1、維生素B_6、維生素B_{12}，以及各種微量元素，諸如鉀、鈉、鈣、鎂、氫、硫、磷、銅、鐵、碘、鋅、錳、鈷、鉻、鉬、硒、矽、鎳、釩、氟等多種元素。

如果妳還不知道自己的頭髮缺乏些什麼營養，或者是否缺乏營養，妳可以剪下一小綹頭髮，送去醫院檢驗，很快就能得出結果。如果其中任何一種營養供應不足或者是過量，都會影響頭髮的質量，使頭髮乾澀枯槁，毫無生氣，影響美容。

因此，要保持頭髮的秀美，就要注重飲食中的營養全面而充足，使腎臟功能旺盛，同時保持健壯體格，才能使秀髮長存。

那麼，我們應該怎麼辦呢？

第一，為使頭髮滋潤、發亮、有光澤、不乾燥，我們應該選擇含鈣、鐵、碘豐富的食物。因為含鈣、鐵的食物能充盈頭髮，使頭髮保持滋潤。同時，含鐵的食物還能促進甲狀腺分泌，而使頭髮發亮，富有光澤。

第二，應選擇含蛋白質豐富的食物，這樣可以避免頭髮變紅。

第三，多選擇含銅、鐵、鈷豐富的食物，可以防治頭髮發黃和早白。

推薦食品

一、**富含鈣、鐵、碘的食物**：各種海洋食物，諸如海帶、紫菜、苔菜、鮐

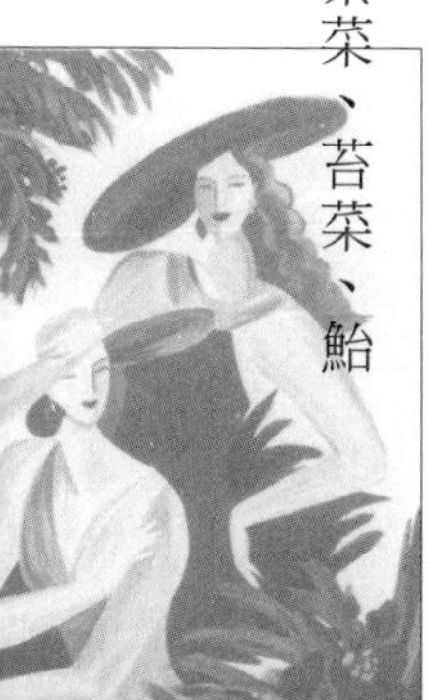

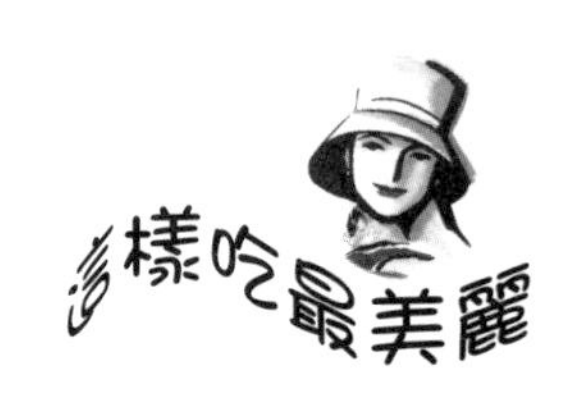

魚、黃魚、魷魚、鯊魚、剝皮魚、乾魚、海參、蚶、蛤蜊、淡菜、海蜇、海蝦、海蟹、昆布等；各種動物心、肝、腎；豆製品、牛乳及乳製品；雞蛋、白木耳、黑木耳、瓊脂、沙參、黑芝麻、葛仙米、瘦豬肉、綠色葉菜等。

二、富含蛋白質的食物。

三、富含銅、鐵、鈷的食物：各種動物內臟、各種魚、蝦、蟹、核桃、黑芝麻、各種豆、粗米、粗麵、花生、番茄、柿子、芋頭、茄子、蘑菇、蘿蔔、紫菜、蜂蜜等。

第三章　窈窕淑女美髮餐

第一節　如何防治頭髮枯黃？

雖然在舊時，社會上常有「黃毛丫頭」的稱謂，基本上那是由未成年的不知事的小女孩之意演化而來的，並非女性都是黃毛丫頭。如果一個成熟的、風情萬種的女性天生頭髮枯黃，毫無光澤，那豈不是讓人憂心如焚？

對於蒙古人種來說，一頭烏黑發亮的頭髮才是健康的。所以，一頭枯黃的頭髮往往可以反映出女性在生活和身體上的諸多毛病。

那麼，是什麼原因造成頭髮枯黃的呢？

有幾種原因：

一種是身體方面的問題。譬如，甲狀腺功能低下，極度營養不良，重度缺鐵性貧血或大病初癒等。這都可以造成女性體內黑色素減少，使黑髮逐漸變爲黃褐色或淡黃色。所以，找出病因，加強營養是最根本的辦法。

另外，如果經常燙髮、用偏鹼性的水或洗髮精洗髮，也會使頭髮因受損而發黃。女性應儘量選用適合自己髮質和皮膚特性的洗髮精，並用中性水質的水洗頭。

營養不良性黃髮，病因是高度營養不良，應立即改善身體的營養狀態，補充含有大量的動物蛋白和植物蛋白食物，以及含有構成頭髮主要成分的胱氨酸及半胱氨酸的食物。

酸性體質黃髮，病因與血液中酸性毒素增多，以及過度勞累及過食甜食、脂肪有關。應選用有利於中和體內酸性毒素的食物，以改善頭髮發黃狀態。

缺銅性黃髮，病因爲病人在頭髮生成黑色素過程中缺乏一種重要的含有銅的「酪氨酸酶」。只要女性體內銅缺乏，就會影響這種酶的活性，使頭髮變黃，故應補充含大量銅的食物攝入。

輻射性黃髮，主要是女性長期受射線輻射，譬如從事電腦、雷達以及X光等工作的女性，比較容易出現頭髮發黃的現象，應注意補充富含維生素A的食物，以及抗輻射的食物。

功能性黃髮，主要原因是精神創傷、勞累、季節性內分泌失調、藥物和化學物品刺激等導致機體內黑色素原和黑色素細胞生成障礙。病人應多食海魚、黑芝麻、苜蓿芽等食物。因爲苜蓿芽中的某些有效成分能複製黑色素細胞，有再生黑色素的功能；黑芝麻則能產生黑色素原；海魚中的煙酸可以擴張毛細血管，增強微循環，使氣血暢達，消除黑色素生成障礙，使頭髮變黑。

病原性黃髮，是由於病人患有某些疾病，如缺鐵性貧血或大病初癒，都能使頭髮由黑變黃。應多食含有黑色素生成物，能促生黑色素，或者有助於將黑色素原轉變爲黑色素細胞，從而使頭髮變黑亮澤的食物。

推薦食品

一、**營養不良性黃髮**，應多吃雞蛋、瘦肉、大豆、花生、核桃、黑芝麻等食物。

二、**酸性體質黃髮**，應多食海帶、魚、鮮奶、豆類、蘑菇等食物。還應多食新鮮蔬菜、水果，如芹菜、油菜、菠菜、小白菜、柑橘等食物。

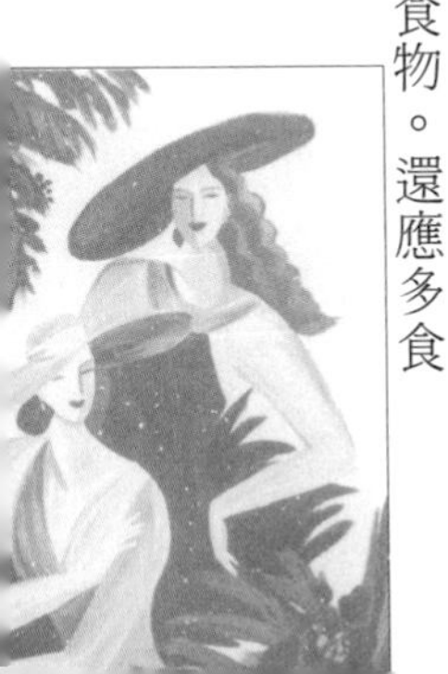

3、**缺銅性黃髮**，應多食動物肝臟、番茄、花生、芹菜、水果等。

4、**輻射性黃髮**，應多食豬肝、蛋黃、奶類、胡蘿蔔、紫菜、高蛋白食品、綠茶等。

5、**功能性黃髮**，應多食海魚、黑芝麻、苜蓿芽等食物。

6、**病原性黃髮**，應多吃黑豆、核桃仁、小茴香等食物。

第二節　如何防治頭皮屑過多？

在女性中，有不少人爲過多的頭皮屑而煩惱，雖然這只是一個小問題，但是卻能讓女性顯得不愛整潔、不愛妝扮。事實上，又有哪個女性不愛整潔、不愛美呢？

一切煩惱都因頭皮屑而起，有不少人就算天天洗頭，仍然有許多頭皮屑，小小的頭皮屑就像攪壞一鍋粥的老鼠屎一樣，讓人心煩意亂。

也正因爲如此，市面上才有那麼多號稱能夠去除頭皮屑的洗髮精出售。頭皮屑居然能帶動一個產業呢！

頭皮屑難道眞的是那麼不可戰勝的嗎？

科學家發現，有不少頭皮屑過多的症狀，其實與機體疲勞有關。

我們可以探究一下疲勞是如何產生的。當人體進行新陳代謝的時候，一些酸性成分就會滯留在體內，如乳酸、尿酸、磷酸等，它們使血液的pH值發生變化，造成機體疲勞。與此同時，頭部皮膚營養也受到影響，造成頭皮屑的增多。所以，

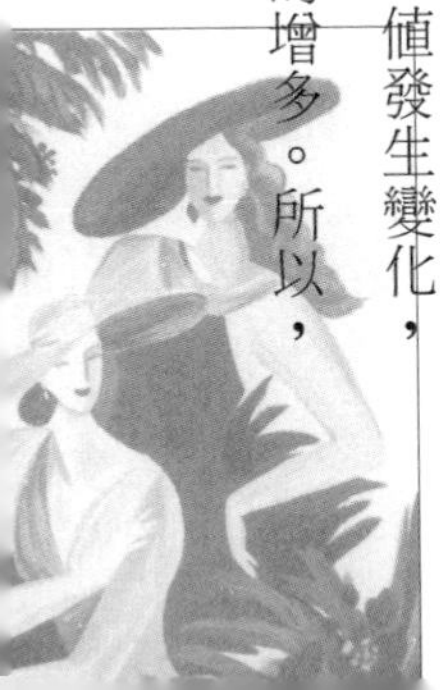

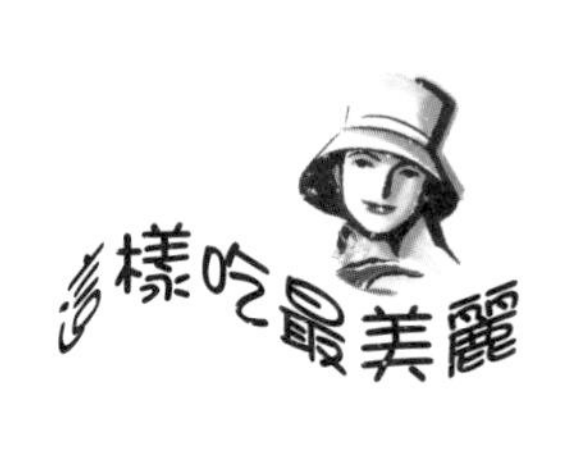

我們應多攝入鹼性食物，使鹼性成分中和掉體內過多的酸性物質，使酸鹼達到平衡。這不但有利於頭部皮膚的營養，而且能夠減少頭皮屑的脫落。

如果女性有皮炎的症狀，或者頭皮屑常常搔癢，那麼應該多吃富含維生素B_2、維生素B_6的食物。維生素B_2有治療脂溢性皮炎的作用，而維生素B_6對蛋白質和脂類的正常代謝具有重要作用。

頭皮屑困擾的女性，應少吃或不吃辛辣和刺激性食物。因爲頭皮屑產生較多時，會伴有頭皮刺癢，而辛辣和刺激性食物則會使頭皮刺癢感加重。

頭皮屑較多的女性，還應少吃含高脂肪的食物，尤其是油脂性髮質的女性更應注意這一點。因爲脂肪攝入多，會使皮脂腺分泌的皮脂增多，從而加快頭皮屑的產生。

推薦食品

一、含鹼性食物有水果、蔬菜、蜂蜜等。

二、富含維生素B_2、B_6的食物：動物肝、腎、心、蛋黃、奶類、鱔魚、黃豆、金針菜、苜蓿芽、麥胚、酵母、穀類等。

忌食食品

應少吃或不吃辣椒、芥末、生蔥、生蒜、酒精及含高酒飲料、含脂肪的食品。

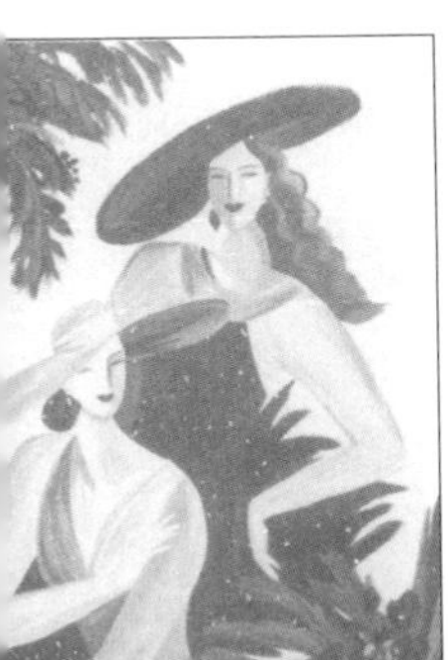

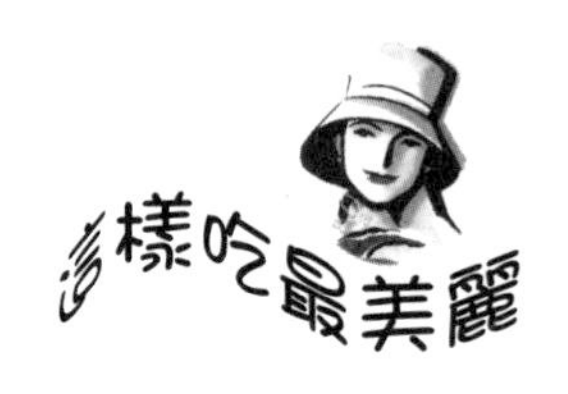

第三節　如何防治少白頭？

有古詩云：「莫等閒，白了少年頭，空悲切！」

讀了此詩句的朋友，可千萬不要以爲少白頭只有男孩子才有，有不少女性也同樣有呢！我曾到過許多大專院校，那裡就有不少戴眼鏡的大眼睛女生頭上星星點點的，竟有不少白髮，大概是功課太忙，來不及補染頭髮吧！

過度的操勞或精神緊張，的確容易引起頭髮早白，讓少年人的頭上也擁有老年人才有的白髮。

現代醫學已經證實，少白頭的發生多與精神因素、營養不良、內分泌障礙以及全身慢性消耗性疾病有關。

有的少白頭是先天性，與遺傳有關，我們如果去訪問他的上幾輩，一般也能找出類似的病例，這種少白頭難以治療。不過，後天性的少白頭一般都能透過治療或食物調整得到根治，加強營養是最根本的手段。許多實驗已經表明，缺乏蛋白質和高度營養不良是早生白髮的病因之一，而且當我們的飲食中缺乏微量元素銅、鈷、鐵等也會導致白髮。

頭髮的顏色還往往與其中含有的金屬有關。由於頭髮的色素顆粒中含有銅和鐵的混合物，所以當黑色頭髮含鎳量增多時，頭髮就會變成灰白色；金黃色的頭髮中含有鈦；赤褐色的頭髮中含有鉬；棕紅色的頭髮中除了含有銅外，還含有鈦。透過觀察頭髮的顏色，我們就能瞭解頭髮所含大量的微量元素是多是少。那麼怎麼預防少白頭的過早出現呢？

有少白頭或白髮較多的女性，首先應注意多攝入含鐵和銅的食物。要注意維生素B群的攝入；其次，應該增加維生素B_1、B_2、B_6的攝入；第三，還要注意多攝入富含酪氨酸的食物，因爲黑色素的形成過程，是由酪氨酸酶氧化酪氨酸而成的，即是說，黑色素形成的基礎是酪氨酸，如果酪氨酸缺乏也會造成少白頭。

此外，女性應經常吃一些有益於養髮烏髮的食物，以增加合成黑色素的原料。同時，女性還應多吃養血補腎的食品以烏髮潤發，因爲該類食物中含有豐富的蛋白質及頭髮生長和健美所需要的微量元素。

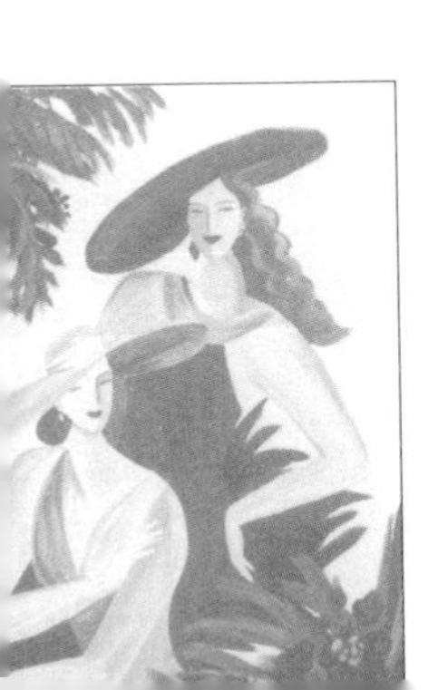

推薦食品

一、**含鐵多的食物**：動物肝、蛋類、黑木耳、海帶、大豆、芝麻醬等。

二、**含銅多的食物**：動物肝、腎、蝦蟹類、硬果類、杏脯乾和乾豆類等。

三、**富含維生素 B_1、B_2、B_6 的食物**：穀類、豆類、乾果、動物肝、心、腎、奶類、蛋類和綠葉蔬菜等。

四、**富含酪氨酸的食物**：如雞肉、瘦牛肉、瘦豬肉、瘦羊肉、魚及硬果類食物等。

五、**有益於養髮烏髮的食物**：粗糖、豆製品、新鮮蔬菜、水果、海產品、雞蛋等。

六、**養血補腎的食品**：核桃、黑芝麻、黑豆、黑棗、黑木耳等。

食療小秘方

一、**核桃蘸**：核桃仁一千克，放冷水中浸泡三日，取出後去掉皮尖。然後將適量白糖放入鍋中，待溶化後倒入核桃仁攪勻，倒入抹過油的盤中，切塊，冷後即可食用。每日吃二次，每次十粒。

二、**桑椹膏**：鮮桑椹一千克洗淨，加水適量煎煮，每三十分鐘取煎液一次，加水再煎，共取煎液二次。合併煎液後，再以小火煎熬濃縮，至較爲粘稠時，加蜂蜜三百克煮沸停火，待冷後裝瓶備用。每次一湯匙，以沸水沖化飲用。

三、**美髮烏髮粉**：黑芝麻、黃豆、花生、核桃各等量分別炒熟，研成細粉後和勻，每日睡前用牛奶、豆漿或開水沖食一小湯匙。（腹瀉時勿用）

四、**黑芝麻核桃糖**：砂糖五百克，黑芝麻、核桃仁各二百五十克。將黑芝麻、核桃仁炒熟待用。砂糖放鍋內，以小火煎熬至較稠厚時，加入黑芝麻、核桃仁調勻，即停火。趁熱將糖倒在表面塗過食用油的盤中，待稍冷，將糖壓平，用刀劃成小塊，冷卻後即成黑色砂板糖。可隨意食用。

五、**芝麻糊**：黑芝麻、粳米的比例爲一比一・五。先將黑芝麻洗淨，曬乾，將其炒出香味，勿炒焦，將已浸泡一小時的米取出，與黑芝麻混合，一起磨碎，磨過二～三次後，再用紗布加水過濾，反復過濾多次，去渣，加適量清水，便可煮成芝麻糊，加糖食用。

第四節　如何防治脫髮？

引起脫髮的原因很多，但女性一般不會發生脂溢性脫髮，那是在皮脂溢出的基礎上引起的禿髮，多發生於成年以後的男性。

女性脫髮一般是睡眠失調及精神因素、環境所致，而與遺傳因素、年齡無關。

女性如能做到生活有規律，勞逸結合，並調整胃腸功能，治療慢性消耗性疾病，增強體質，保持情緒穩定，精神愉快，心情舒暢，一般都能減少脫髮。有脫髮現象發生的女性，應多吃富含維生素的食物。維生素A對於維持上皮組織的正常功能和結構的完善，促進生長發育發揮重要作用。維生素B_6對調節脂肪及脂肪酸的合成，抑制皮脂分泌，刺激毛髮再生有重要作用。此外，多吃含維生素B_2及維生素C豐富的食物也有一定效果。應少食動物脂肪、甜食及辛辣刺激性食物。

◆推薦食品

一、**富含維生素的食物**：胡蘿蔔、菠菜、小白菜、韭菜、莧菜、西蘭花、空心菜、芥菜、苜蓿芽、馬蘭頭、金針菜、茴香菜、香菜、芥藍、杏、馬鈴薯、蠶豆、青魚、橘子、芝麻等。

二、**含碘高的食物**。

三、**鹼性食物，如新鮮蔬菜、水果**。

四、**含粘蛋白的骨膠質多的食物**，如牛骨湯、排骨湯等。

忌食食品

一、**忌煙、酒及辛辣刺激食物**，如蔥、蒜、韭菜、薑、花椒、辣椒、桂皮等。

二、**忌油膩、燥熱食物**（肥肉、油炸食品）。

三、**忌食過量糖和脂肪豐富的食物**：肝類、肉類、洋蔥等酸性食物。

◆食療小秘方

一、**生髮黑豆**：黑豆五百克，水一千毫升。將黑豆洗淨，放入沙鍋中，加入水，以文火熬煮，至水浸豆粒飽脹爲度。然後取出黑豆，撒細鹽少許，貯於瓷瓶內。每次六克，每日二次飯後食用，溫開水送服。此方具有生髮護髮之功效。對油風脫髮（圓形脫髮）、脂溢性脫髮、產後脫髮、病期脫髮以及因色素脫失的白癜風均有療效。

二、**枸杞黑芝麻粥**：黑芝麻三十克，粳米一百克，枸杞子十克。以上三味共煮粥。具有補肝腎，益氣血功效。適用於頭髮早白、脫髮及陰虛燥熱便秘者。

三、**蒲公英黑豆糖**：將蒲公英一百五十克，黑豆五百克，加水煮熟，棄蒲公英渣，再加冰糖二百克收乾，每日吃一百克。

四、**黑豆核桃桑椹粥**：紅棗五枚，核桃仁、桑椹子各十克，黑大豆三十克，粳米五十克。同煮粥食，每日一劑，可連續食用。適用於斑禿。

第五節　窈窕淑女美髮餐

◆黑芝麻龍眼肉

原料： 黑芝麻（或白芝麻）、桂圓肉、白糖。

製法： 芝麻適量，炒熟碾末，裝入去核的龍眼肉內。

服法： 每日食五～六顆。或將黑芝麻加少許白糖同煮成芝麻糊，每日飲二杯。

功效： 具有養髮生髮之功效。

◆核桃糖

原料： 核桃仁五百克、白糖二百克。

製法： 先將核桃仁用小火炒熟（或炸熟），另將白糖加水熬至糖微黃，倒入核桃仁，拌勻。

服法： 涼後食用，可長期食用。

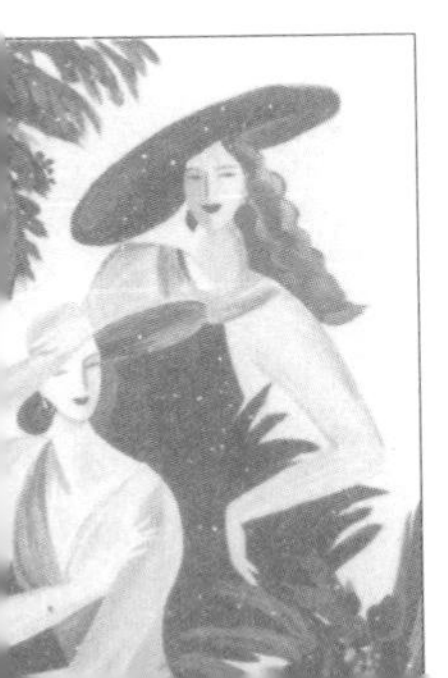

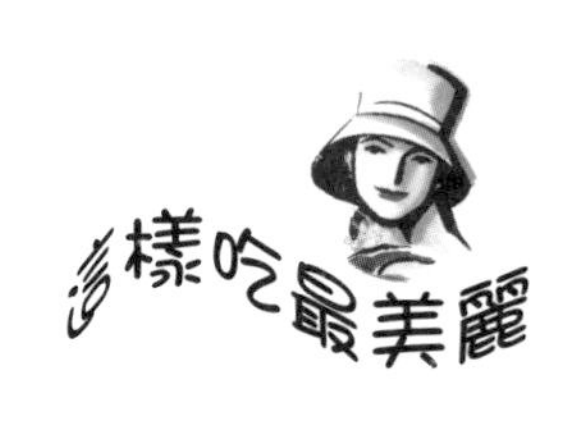

功效：具有烏髮的功效。

◆桑椹黑芝麻粉

原料：黑芝麻、蜂蜜、桑椹適量。

製法：桑椹洗淨，曬乾研末；將黑芝麻磨成粉，分別盛在陶瓷罐中。

服法：按一比四的比例，將桑椹、芝麻粉混合，加入適量蜂蜜，揉成約十克重的丸。早晚各服一丸，溫開水送服。

功效：具有養髮生髮之功效。

◆首烏黑芝麻丸

原料：黑芝麻、制首烏、蜂蜜。

製法：黑芝麻、製首烏各等份，碾末煉蜜爲丸。

服法：每次六克，溫開水送服。每日二～三次，連用數日。

功效：具有養髮生髮之功效。

◆美髮果菜汁

原料：萵苣、胡蘿蔔、蘋果

製法：將萵苣一百五十～二百克，中等大小胡蘿蔔、蘋果各一個，共放入果汁機內打汁，再放入六分之一個檸檬汁。

服法：調勻分次食用。

功效：具有養髮生髮之功效。

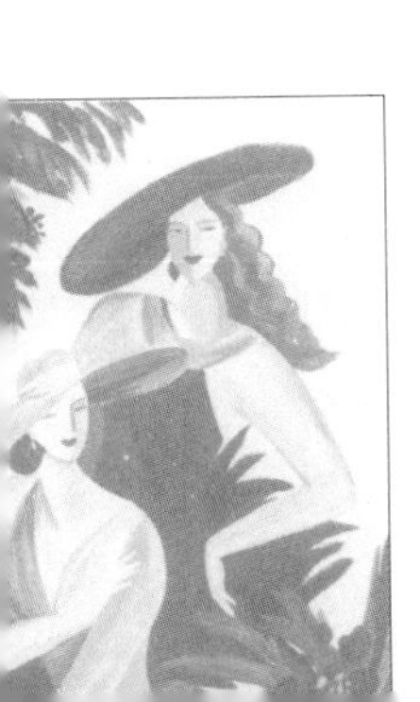

第六節　宮廷美髮秘笈

古代宮廷美女如雲，不但美麗的妃嬪們爭相改善自己的頭髮，以向帝王邀寵，就連衆多醫術高明的太醫也提供各式各樣的養髮之道，讓後宮佳麗們更加美麗。同時，留香頭髮，清潔的頭髮是美容的前提，污垢的頭髮，往往也是頭髮發生疾病的原因。所以，去除頭髮的污垢和異味與養護頭髮一樣，對一個人整體的美容十分重要。

一、潤髮水

用菩提樹汁一盒半、玫瑰水一盒、甘油一兩半，精製火油一兩、檸檬油三十滴組成，把以上各種藥汁摻在一起攪勻，經常用來塗在髮上，能使頭髮光亮柔潤，且馨香宜人，雖是古代妃嬪閨中秘品，可是效果卻絲毫不亞於如今的各種潤髮油脂，而且所有組成之物都是天然物品，不會對人體有任何傷害。

二、沐髮方

該方由杏仁、火麻仁各一兩、皂莢兩個組成。將火麻仁和杏仁研成細末，煮熟皀莢並取其汁，用熱水將粉末和藥汁攪和以後洗頭髮，使用後不但能滋潤頭髮，還能去除的頭皮屑，不過因爲方中有油脂較多的物品，所以此方並不適合油性頭髮者使用。

三、梳頭零陵香油

此方內含十六味藥物，由零陵香、茅香、槁本、細辛、川芎、白芷、地骨皮各半兩，烏麻油一升，蓮子草一兩、訶黎勒皮、沒石子、酸石榴皮、牛膝、白檀香、沈香各一兩，生鏵鐵五兩組成。把以上藥物研成細末，用綿裹以後放入油中，浸泡四十七天，平時便以此油梳頭，可以發揮光亮頭髮，柔潤髮質的作用，並留香持久。

四、雞蛋白法

此法簡單而實用，現代東西方女性都有使用，卻不知最早是由宮廷裡流傳出來的。雞蛋二枚，取其蛋清，並塗於髮上，保留一段時間以後，用清水洗去。不過要注意的是，保留時間以雞蛋清尚未完全乾透時即可，不要等到乾燥結殼以後，那樣反而會弄汙頭髮。雞蛋清中含有豐富的蛋白質，對頭髮有很好的營養作用。

五、潔髮威靈仙油

以此藥油塗抹頭髮，可以除去髮上的污垢，發揮清潔頭髮的作用。本品由威靈仙十莖，側柏葉二枝，牙皀三莖，黑牽牛二十粒，如手指大小黃柏皮一片組成。製作時，將以上五味藥物研細成粉末狀，並以絹布包裹，放入麻油若干，浸泡一個月，使用時就以此油抹髮。威靈仙能軟堅，經常使用還可使頭髮變得柔軟，效果很好。

六、香髮散

這是清代慈禧太后特用的能使頭髮留香的方劑。此方由零陵香一兩，辛夷、玫瑰花各五錢，檀香六錢，川大黃、甘草、丹皮各四錢，山奈、公丁香、細辛、蘇合香油、白芷各三錢組成。製作時將以上十一味藥研成細末，同蘇合香油攪拌和勻後，晾乾再研細，使用時便用此藥末摻於髮上，再用極細的梳子篦去，主要可發揮香髮、清髮、烏髮的作用。據說此方有「髮有油膩，勿用水洗，將藥摻上，一篦即淨，久用髮落重生，至老不白」的功能，所以慈禧太后直到病逝，仍然是一頭烏髮。

七、令髮多方

此方可使頭髮生長迅速、茂盛，本方單用金星草根一味藥物，用量多少不論，製作時把金星草根放入麻油中，浸泡二週以後，用油塗抹頭髮，效果非常好。

八、長髮方

此方具有滋潤髮質，促使頭髮生長茂密的作用。此方用火麻仁油三升，白桐葉一把。製作時將火麻仁搗碎，把白桐葉切細，再用米泔水二升，煮沸五、六次，濾去藥渣，用此藥水清洗頭髮，效果較快。

九、浴頭法

這個方法在民間流傳較廣，就是以自己雙手十指自然分開，用指端或指腹梳抹頭部，梳抹時由額前髮際向後項部，梳三十六次，至頭皮微微發熱爲止，這種方法主要可使頭部經脈舒通，氣血流暢，加速局部的血液循環，增加局部的營養，從而達到頭髮生長的目的，梳抹時需防止用力過大，抓破頭皮，引起局部感染。

十、五木湯

所謂五木其實就是青木香，因青木香的草一株有五根，一莖有五枝，一枝有

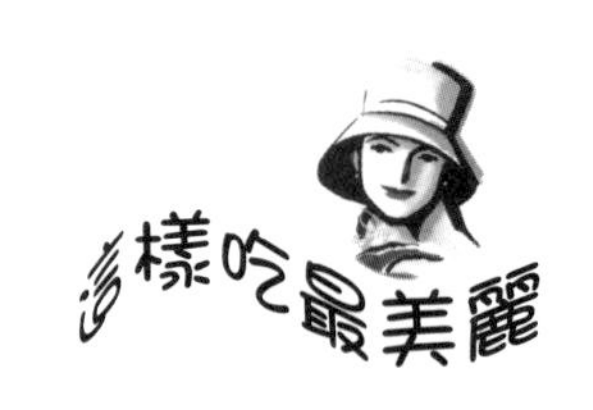

五葉，葉間有五節，故又名五木。用青木香適量，入水煎取湯水，用以清洗頭髮，久用能使黑髮避穢，古時宮廷中人有習俗「正月初一取五木煮湯以浴，令人至者鬚髮黑」。

十一、**烏鬚內補人參丸**

此方從整體調節機體的內在狀況，具有固元葆眞、烏鬚黑髮的作用，用人參、砂仁、木香、沈香、槐角子、生地、桑椹、熟地各五錢，山藥、茯苓、川椒、大茴香、枸杞子、旱蓮草、甘草、蒼術各一兩，何首烏四兩組成。做時把以上十七味藥物研成細末，加入白蜜製成丸藥，大小如梧桐子一般，每天用鹽湯或酒送服丸藥，並忌食蘿蔔，長期服用烏髮黑鬚效果十分明顯。

第三篇
淑女美目坊

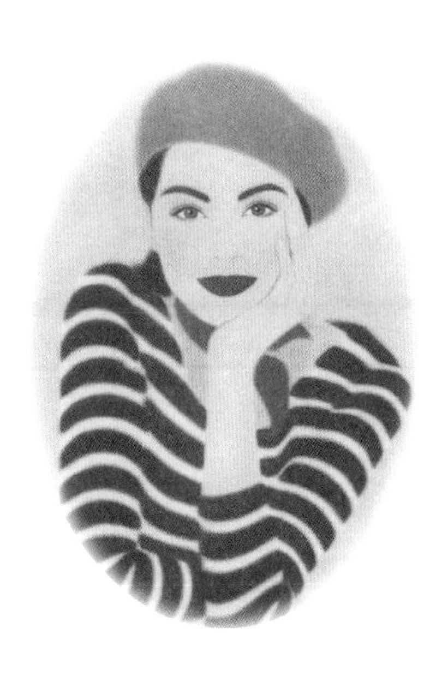

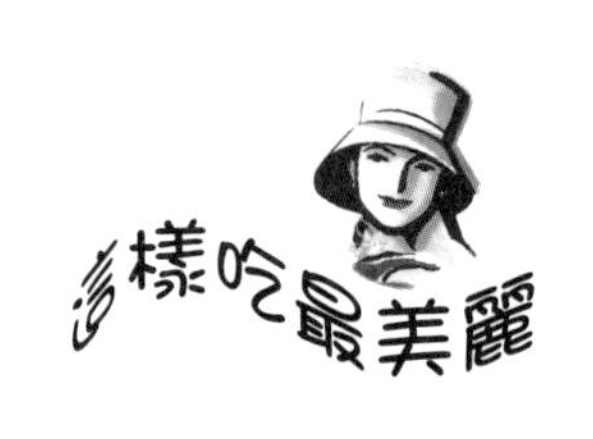

常言道：眼睛是心靈的窗口。就連中國的古書上都說：「肝開竅於目」。這不僅是因爲眼睛與人的容貌神韻有關，還因爲眼睛能夠反映出人體的身體狀況，而且，眼睛還是人類觀察世界的重要器官，又是人類溝通外部世界的渠道。所以，保持眼睛的秀美，對每一個人來說都是必要的，也正因爲如此，每個風華正茂的少女才希望自己擁有一雙黑亮、水靈的眼睛。

據科學家研究，人接收的資訊，有95％都是透過自己的視覺得來的，即便是從美容的角度而言，眼睛在人的身體裡面也具有舉足輕重的作用，「明眸善睞」、「美目盼兮」說的正是擁有一雙美妙的眼睛的女子的美麗姿態。試想一想，又有哪一個眼睛近視，戴著一幅大眼鏡的女孩會有迷人的風姿呢？

但是由於先天或後天的各種原因，譬如，父母沒能給自己遺傳一雙迷人的秀目，或是由於現代社會壓力太大，自己不幸成了近視眼，各種的遺憾的確能讓許多女孩子在面對那些天生美目的女子而頻生感慨。是啊！擁有一雙秀美的雙目確實能讓人增色不少。

不過，既然我們已經來到人世，眼睛上的諸多缺陷就不能再怪罪父母了。那麼，我們就只能對眼睛進行悉心的養護了。

我們從上幼稚園開始，就在不停地做眼睛保健操，然而我們當中的許多人的眼睛仍然發生了各式各樣的病變，以致於從前的一雙水汪汪又人見人愛的大眼睛，現在卻成了我們煩惱的根源，其實，僅僅做眼睛保健操是遠遠不夠的，我們還應從營養方面對眼睛進行調養。

我們知道，眼球的形成與鈣有關，青少年的眼球還在發育之中，尚未定型，如鈣質缺乏，眼球鞏膜的彈性就會降低，使得眼球伸長，可能發展爲軸性近視。這時，人們應當注意多攝入含鈣較多的食品，特別是尚處在發育中的少女更要如此，同時，人體對鈣的吸收往往離不開維生素D，所以補充鈣的同時，還要適當吃一些含維生素D較多的食物。

此外，當人體鉻的含量下降時，胰島素所能發生的作用會顯著降低。當鉻的作用受到阻礙時，血漿滲透壓上升，導致晶體和房水滲透壓的改變，使晶體變凸，眼睛拉長，屈光度增加，從而造成近視，所以要增加含鉻較多的食物的攝入。

維生素A能夠維持眼睛角膜正常，不使角膜乾燥、退化以及增強在無光環境

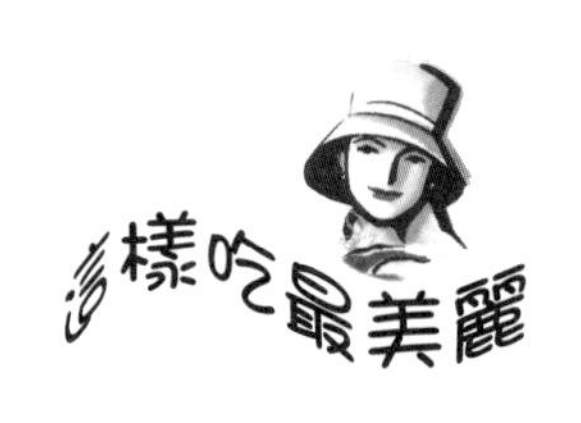

中視物能力的作用。一旦人體內缺乏維生素A，就會影響視紫紅質的合成速度，在黑暗的環境中看不清東西，這就形成了夜盲症。缺乏維生素A，還可使淚腺上皮細胞組織受損，分泌減少，還會引發眼睛乾澀的毛病。應時常補充維生素A的攝入。

當人邁入四、五十歲，逐漸老邁時，視力會逐漸褪化，容易患上老年性花眼和白內障，這兩種眼疾都是由於晶體老化造成的，這雖然是一個自然的過程，但我們仍然可以透過改變自己的飲食結構，及早加以預防。譬如，我們可以經常增加富含維生素B_1、B_2的食物的攝入。

雖然食物中並不缺少維生素C，但維生素C的攝入是否充足，卻足以影響到晶體的透明度。人們一旦缺乏維生素C，可溶性蛋白－谷胱甘肽的活性就會被降低，引起透明度下降，這是老年白內障的主要致病原因之一。所以，我們在補充維生素B_1、維生素B_2、維生素C的時候還應注意，這些維生素都是水溶性維生素，極易被破壞。因此，烹調上應注意方法，一般蔬菜應先洗後切，米糧也不宜淘洗過久。

和其他生物體的構成一樣，眼球的構成也離不開蛋白質。不管是青少年還是老年人，他們的眼睛若要實現正常的功能、衰老組織的更新，全都離不開蛋白質。可是如果蛋白質長期供應不足，眼組織就會出現衰老，功能減退，甚至失明的症狀。所以，爲保護眼睛的功能，飲食中還應注意蛋白質的供給。

以上營養素都是我們在明目美目的過程中絕對不可缺少的。它們在食物中含量豐富，只要我們稍加注意，就可適時地得到補充。

推薦食品

一、**含鈣量多的食物**：蝦皮、海帶、黃豆、芝麻醬、牛奶等。

二、**含維生素D多的食物**：魚肝油、奶油等。

三、**含鉻較多的食物**：粗麵粉、粗加工糖、植物油、葡萄等。

四、**含維生素A較多的食物**：動物內臟、蛋黃、奶油、牛奶、胡蘿蔔、油菜、捲心菜、南瓜、杏、柿子、甜心紅薯、強化維生素A、D。

五、**富含維生素B_1的食物**：各種粗糧、花生、黃豆、豌豆、瘦豬肉、蛋黃、動物心、肝、腎等。

六、含維生素B_2豐富的食物：牛奶、羊奶、瘦肉、蛋類、扁豆、動物肝臟、腎臟等。

七、富含維生素C的食物：沙棘、刺梨、獼猴桃、酸棗、鮮棗、山楂、油菜、小白菜、香菜、番茄、茼蒿、菠菜、大白菜等。

八、動物性蛋白，如雞、鴨、魚、牛、羊、兔、豬、牛奶、雞蛋等；植物性蛋白如大豆及其製品。

第一章　具有美目作用的食物

◆桑椹子

桑椹子是桑樹的成熟果實，又名桑椹、黑桑椹、黑椹、烏椹、桑果等。桑椹子含有豐富的葡萄糖、果糖、蘋果酸、檸檬酸、鞣酸、胡蘿蔔素、維生素B_1、維生素B_2、菸酸、維生素C、維生素D、鈣、磷、鐵、鋅及硬脂酸、油酸、芸香甙、花青素甙等成分。

中醫學認爲，桑椹子味甘，性涼，歸心、肝、腎經，有滋陰補血、生津潤腸、豐肌悅色、黑髮明目等功用。可用於治療眩暈目暗、失眠耳鳴、鬚髮早白、皮膚粗糙、津枯腸燥諸症。

用桑椹子熬膏、煮粥、浸酒，作爲食療方，有強身健體、護膚養目等作用。

桑椹子是婦女及中老年人的健體美顏、抗衰老的佳果與良藥，不過兒童不宜多食。因爲桑椹子內含有胰蛋白酶抑制物，鞣酸，會影響人體對鐵、鈣、鋅等物質的吸收。此外，脾虛便溏者亦不宜吃桑椹子。

◆熟地

熟地為玄參科草本植物懷慶地黃根的加工品。通常以酒、砂仁、陳皮為輔料，將乾生地反復蒸曬至內外都成為黑色，質地柔軟粘膩並顯油潤光澤時即成。因炮製加工不同有熟地黃、熟地炭、大熟地之名。

熟地味甘，性微溫，歸肝、腎經，有養血滋陰、生津補髓、黑髮烏鬚、澤膚益目等功效，用於治療血虛萎黃、眩暈頭悸、月經不調、腎陰不足、腰膝發軟、瘦弱遺精、潮熱盜汗、內熱消渴、精血雙虧、鬚髮早白、耳鳴耳聾諸症，可使耳聰目明。

◆沙苑子

沙苑子為豆科植物扁莖黃芪的成熟種子，又名沙苑蒺藜、潼蒺藜、潼沙苑等。沙苑子含有豐富的硒以及銅、鐵、鋅、錳、脂肪油、鞣質、維生素A類物質等成分。

沙苑子味甘，性溫，入肝、腎經，有補腎固精、養肝明目、潤膚嫩膚、強腰健骨等功用。

可用於護膚美顏及治療腎虛腰痛、陽痿遺精、頭暈目眩、白帶過多、視力減退等病症。

◆菊花

菊花，古時稱「菊華」。菊花有因其色取名的，如白菊花、黃菊花；有因其味命名的，如甘菊花、苦菊花；還有因其產地取名的，如中國杭州的杭菊、湖南的淮菊、四川的川菊等。菊花的品種很多，據說至少有三千種之多。一般用於入藥及服食養生，多選用單葉味甜色白的菊花；用於清熱解毒時，常採用味苦色黃的野菊花。

菊花也可用於釀酒，菊花酒，清涼甘美，是強身益壽的佳品。歷代詩人對菊花酒都有頗多的讚譽。陶淵明詩：「往燕無遺影，來雁有餘聲。酒能祛百病，菊解制頹齡。」極力稱讚菊花酒的祛病延年作用，所以他才會在東籬下種下無數菊花。

古人還有在重陽節飲菊花酒的習俗，如《荊楚歲時記》就有記載：九月九日，佩茱萸，食蓮耳，飲菊花酒，可令人長壽。

菊花具有散風清熱、平肝明目、調利血脈的作用，用於治療風熱感冒、頭痛眩暈、目赤腫痛、眼目昏花以及冠心病、高血壓、動脈硬化、高脂血症等老年性疾病，效果較好。

同時菊花茶就是一種有藥用功能的清涼飲料。取菊花十克，沸水沖泡，代茶頻飲，能疏風清熱、平肝明目，對眩暈、頭痛、耳鳴有防治作用；如用菊花十克，茶葉三克，一併沖泡，還可治療早期高血壓；取菊花十克，加山楂、銀花各十克，煎水代茶或研末沖茶飲用，則有消脂、降壓、減肥輕身功能，適用於肥胖症、高脂血症、高血壓患者服用。

女性朋友如能經常飲用，必能使眼睛明亮，身輕似燕。

菊花甚至可以入饌，可涼拌，可炒食，可做餡，可製餅，可做糕，可煮粥。用菊花嫩苗炒食，清冽可口，能開胃進食；用菊花煮粥，可清心明目；用菊花做羹，既是特色食品，又有健身延年的特殊功效。

◆枸杞子

枸杞子為茄科植物枸杞的成熟果實，古稱苟起子、甜菜子、枸棘、地骨。

枸杞子味甘，性平，其所含成分為維生素A原、維生素B_1、維生素B_2、菸酸、維生素C、亞油酸、酸漿紅素等，具有補腎益精、養肝明目、抗衰老等功效。枸杞子適用於腎陰不足引起的虛勞羸弱、陽痿遺精、腰腿痠痛、足膝痠軟、頭暈耳鳴諸症。亦適用於肝陰血虛的眼睛昏花、夜盲、視力下降、迎風流淚等眼疾。

◆動物肝臟

動物肝臟系一般指日常食用的豬肝、羊肝、牛肝、及雞肝而言，當然這些動物肝臟都應是沒有受過重金屬污染的食品。

動物肝臟營養豐富，通常含有肝糖、蛋白質、碳水化合物、維生素A、維生素B_1、B_2、鈣、磷及鐵等成分。它對人體造血系統有益，能夠促進產生紅細胞、血色素，製造血紅蛋白等。所以，動物肝臟向來都是強壯補血之佳品。

不過，各種動物肝臟的功效大同小異。譬如，豬肝味甘苦，性溫，具有補肝、養血及明目的功能，適用於血虛萎黃、夜盲、浮腫及腳氣等病症的調養；羊肝味甘苦，性涼，具有養血、補肝及明目的功能，適用於因爲肝熱上擾而致的目暗昏花、雀目（一到晚上就看不清東西的病症）、障翳及血虛致癆等病症。

◆芡實

又名雞頭米、雁頭米。其味甘、澀、性平。含有豐富的維生素C、維生素B群、鐵、鈣、蛋白質、澱粉、脂肪等。長期食用能夠益腎固精、健脾理胃、黑髮明目、美顏美髮。

第二章　美目與飲食

第一節　美目與營養素

擁有一雙炯炯有神的漂亮眼睛不但能給人留下神采奕奕的印象，也讓別人能夠感受到妳的容貌美。同時，眼睛明亮也預示著妳對事物反應的非常靈敏，而這與我們對營養素的攝入密切相關。

儘管在前面，我們已經介紹過各種營養成分對眼睛的影響，但我在這裡還得不厭其煩地爲大家講解一下它們作用於眼睛的原理。

一、蛋白質

有醫學常識的人都知道，在我們的視網膜上主要有兩種細胞在發揮作用，一種是桿狀細胞，主要掌管在黑暗環境中的視力；錐狀細胞主要掌管在明亮環境視力。所以，桿狀細胞對微弱光線非常敏感，因爲它包含有一種特殊的視素質—視

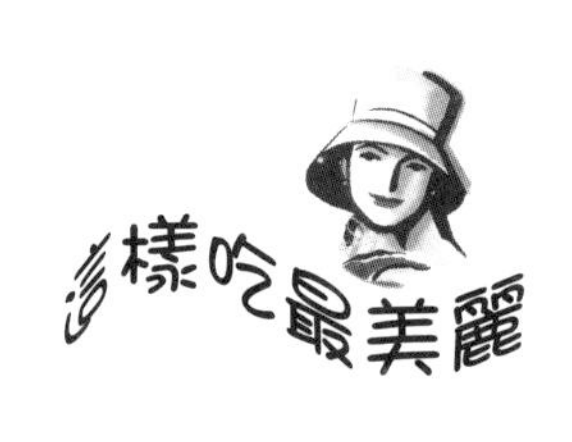

紫紅質，這是由蛋白質和維生素A合成的。缺乏它們，夜盲症就會伴隨而來。因此，爲了讓每一個女性都有良好的視力，我們鄭重推薦女性補充足夠的優質蛋白質，譬如瘦肉、魚類、乳類、蛋類及大豆製品等食物。

二、維生素A

視紫紅質是一種含有維生素A衍生物的複合蛋白質。倘若維生素A缺乏或不足，就會使視紫紅質的再生緩慢、不健全，從而減退對夜間環境的適應能力，影響夜間視力。維生素A缺乏還會引起角膜上皮脫落、增厚和角質化。維生素A充足時，則能增加角膜的光潔度，使眼睛明亮、神采飛揚。含維生素A豐富的食物我們已在前面介紹過，這裡不再贅述。

三、維生素 B_1

它的地位比較重要，總是積極參與並維持神經（包括視神經）細胞功能和代謝。若是缺乏或不足，眼睛會變得乾澀，甚至會使視神經產生炎症。同時，維生素 B_1 還有減少皮膚皺紋，預防和延緩眼瞼及皮膚魚尾紋形成的作用。

四、維生素 B_2

維生素B_2能夠保護眼瞼和球結膜。人體內一旦缺乏維生素B_2，容易引起結膜充血，眼瞼發炎、畏光，或視力模糊。

五、維生素C

維生素C是晶狀體的重要營養成分，它在眼球晶狀體中的含量遠比其他組織中高。維生素C攝入不足，會使晶狀體變得混濁，並且是導致白內障的主要原因之一。

六、鈣

鈣總是參與人體各種神經的活動。如果神經細胞（包括視神經）缺鈣，容易出現視力疲勞和注意力分散。在蝦皮、海帶、芝麻醬、髮菜、奶類及其製品、豆類及其製品、核桃、瓜子等食物中，鈣的含量非常豐富。在補充鈣質的同時，還應選用含草酸少的蔬菜，以及適量補充維生素D，以增加鈣的吸收。

七、鋅

鋅能啓動人體的能量，增強視神經的敏感度，並參與肝臟、視網膜組織細胞內視黃醇還原酶的組成，直接影響維生素A代謝及視黃醛的作用。人體在缺鋅時，

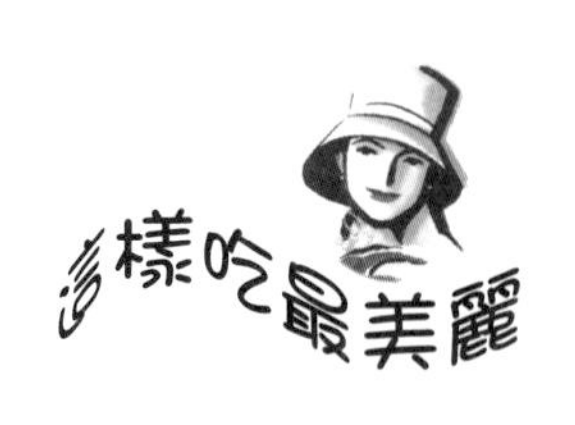

維生素A在體內的運轉會變得不通暢，給視紫紅質的合成造成障礙，從而使視力的適應力減弱。另外，鋅不足時，還會影響錐狀細胞的辨色功能。所以，時下各種補鋅產品琳琅滿目，但我們在補充鋅時，切記還得補充維生素A。含鋅豐富的食物有牡蠣、瘦肉、硬果、金針菜、芥菜、西蘭花、木耳、蘑菇、杏脯、鮮棗等。

八、硒

硒雖然是一種微量元素，可是它在人體多種組織細胞中，卻是一種重要微量元素，在眼睛中，硒的含量是最高的，它對維持視力有非常重要的作用。在海產品，牛腎、豬腎、肉類、蛋類、魚類、軟體動物、蝦、蟹類、西瓜子、南瓜子、小麥胚粉、食用菌中，硒的含量非常豐富。

九、鉻

鉻也是維持眼睛健康的重要微量元素。當人體缺鉻時，胰島素的作用會明顯降低，特別是當體內出現高血糖時，容易引起血液滲透壓的改變，導致晶體和眼房水滲透壓的變化，使晶體變凸，屈光度增加，造成近視。此時，我們就應該增加粗糧、紅糖、新鮮蔬菜和水果、魚、蝦、貝類、瘦肉、蛋類等食物的攝入。

第二節　美目的飲食調整

人們常說「眉目傳情」，人們在表達時，總是要透過眼睛來傳情達意，即使是盲人，他的眼眶也會隨著言語活動，眼睛可以說是五官中最重要的器官，所以，人們都說眼睛是心靈的窗戶、心靈的鏡子。一雙明亮、清晰、有神的眼睛總是給人一種充滿活力和美的感覺。我們在前面已經談到，眼睛的結構非常複雜，需要有良好的營養來維持，而且必須補充全面的營養素。倘若飲食調養得不好，加之眼睛周圍的皮膚又特別薄脆，只要平時不注意保護，就會導致眼睛無神、近視、眼皮腫泡、眼袋下垂、眼周黑圈、眼角出現皺紋等現象，給人一種委靡、蒼老、病態的感覺，同時會影響到臉部及整體的美觀。為保護眼睛的秀美，我們在日常飲食中應注意多攝入保健眼睛的營養供給的食物。除了我們在前面提到過的種種營養素外，還應多食清肝明目的清涼食物。為保護好眼睛，還應注意不食或儘量少食刺激性大、熱性大的食物，因為刺激性大、熱性大的食物，容易損壞視神經，使視力模糊。為了使女性們的眼睛保持健美明亮，除飲食保健外，我們還應注

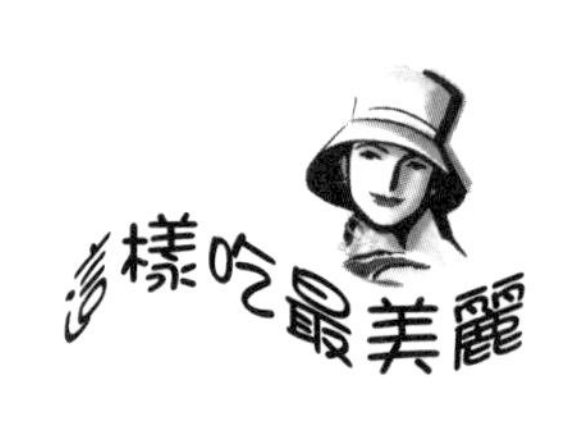

意在平時加強對眼睛的保護，譬如，看書、寫字時，姿勢要正確，看書時眼睛與書的距離要相隔三十公分；不要躺著看書，不要邊走邊看，更不要在坐車時看書，看一會兒書就要起來活動一下，並用雙手對雙眼輕輕按摩，然後遠望，望得越遠越好，最好是看綠色植物，因爲綠色植物能吸收強光中的紫外線，減少或消除人眼睛的疲勞，給眼睛一種舒適的感受。經常做眼睛保健操，按壓太陽穴，或是閉目養神，也是保護眼睛的好方法閉目養神既能使眼睛得到充分的休息，又能使大腦休息。

要戒煙，女性千萬不能爲了體現自己獨立特行的美而抽煙，抽煙非但不能使女性變得更美，還會讓女性染上眼疾，因爲煙會破壞體內大量的維生素A、維生素B_1、B_2，損壞視神經，影響視力，有眼疾的人戒煙，眼疾也會明顯好轉。不要看強光，夏天太陽猛烈的時候，外出應戴上遮陽帽或太陽眼鏡，預防紫外線刺傷眼睛，以保持眼睛的健美。

◆推薦食品

一、補充富含蛋白質、維生素A、維生素B_1、維生素B_2、維生素C、鈣、鋅、硒、鉻等營養素的食物。

二、清肝明目的清涼食物：鴨肉、鴨蛋、田螺、黑魚、蚌肉、綠豆、藕、荸薺、冬瓜、茭白、黃瓜、絲瓜、枸杞子、枸杞葉、薄荷、生菜、苦瓜、海藻、竹葉、蓴菜、香蕉、梨、柿子、柑、桑椹等。

忌食食品

刺激性大、熱性大的食物：辣椒、大蒜、胡椒、咖哩、濃茶、白酒、香煙、油煎炸食物。

第三節　如何防治黑眼圈？

不知是因爲現代生活節奏太快、太忙，還是都市的夜生活過於豐富，在生活中常可看到不少人眼圈發黑，除了上了年紀因太多風霜襲染而造成的，其中有相當多的是那些才二十出頭的女性們。但是不管對年紀大的人，還是年紀小的人，這都會影響美，而且極有可能是一種病態。

讓我們來探討一下形成黑眼圈的原因吧！以下的情況，我相信多數女性都有過：

一、愛到夜市吃點小吃，到超市裡買點小零食，但不會有正常的飲食，這樣做會缺乏鐵質；

二、爲顯示自己的風格，或因公務而抽煙、飲酒；

三、情緒低沈，思慮過度或是熬夜引起睡眠不足；

四、內分泌系統或肝臟有病，而自己又不注意保養，使色素沈澱在眼圈周圍；

五、缺乏體育鍛鍊和適度運動，四體不勤，致使血液迴圈不良；

六、無病體虛或大病初癒；

七、性生活過度；

八、先天遺傳的腫眼泡。

那麼，我們如何對黑眼圈加以改變呢？

首先要增加營養，我們在前面介紹那些營養素都能派上用場了。有黑眼圈的女性必須在飲食中增加優質蛋白質攝入量，每天維持九十克以上，同時增加維生素A、維生素E的攝入量，因爲維生素A和E對眼球和眼肌有滋養作用。還應注意含鐵食品的攝入，因爲鐵是構成血紅蛋白的核心成分。攝入含鐵的同時應攝入富含維生素C的食物，因爲維生素C有促進鐵吸收的作用。

此外，抽煙、喝酒仍然是女性應該避免的事情。因爲女性在抽煙的時候，皮膚細胞會處於缺氧狀態，從而使眼圈變黑；而喝酒則會使血管一時擴張，臉色紅暈，但不久就會使血管收縮，尤其是眼圈附近更爲明顯，從而造成眼圈周圍暫時性缺血、缺氧。長期沈溺於酒精之中的女子，眼睛周圍會形成明顯的黑眼圈。除

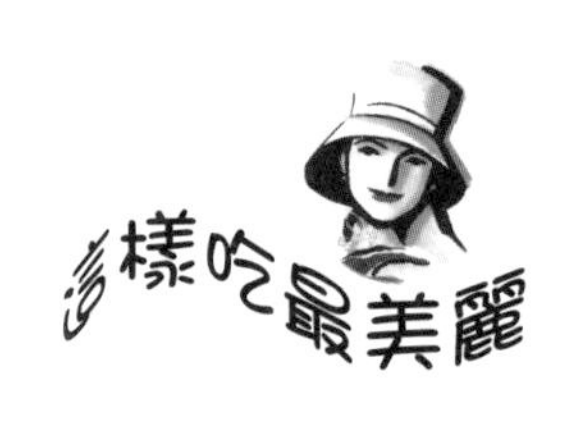

此之外，一定要有充足的睡眠，養成良好的生活習慣，這不僅有利於防止黑眼圈的出現，更有利於女性的身心健康。

推薦食品

一、**富含優質蛋白質**的瘦肉、牛奶、禽蛋、水產等食物。

二、**含維生素A多的食物**：動物肝臟、奶油、苜蓿芽、胡蘿蔔、杏等。

三、**富含維生素E的食物**：芝麻、花生、核桃、葵花子等。

四、**含鐵豐富的食物**：動物肝臟、海帶、瘦肉等。

五、**含鐵食品**：酸棗、刺梨、橘子、番茄和綠色蔬菜等。

六、**富含維生素C的食物**。

食療小秘方

用黑木耳五十克，紅棗十個，紅糖一百克煎服，每日二次。經常服用，有消除黑眼圈作用。

第四節　如何防治脫眉？

眉毛可以反映出一個人的身體狀況，但現在的女性卻是拔眉、紋眉的人多過天然眉黛的人，這實在是太可惜。因爲許多疾病在體檢中檢測不出來，卻能在眉毛的變化上反映出來。事實上，女性的眉毛修修即可，大可不必紋眉、拔眉，保持天然眉黛，擁有一雙天生的秀目多可愛。在古代，大概從沒有紋眉、拔眉之說，所以才有「低頭問夫婿，畫眉深淺有時無？」的名句。當然，女性的眉毛之所以需要修，那是因爲眉毛的粗細和濃淡與性別、年齡、營養狀況等有密切關係，不可能都長得那麼秀麗可愛。一般女性的眉毛細而淡，相比之下，男性的眉毛則粗而濃，如果一個女性長有粗而濃的眉毛，那當然有礙美麗了，畢竟現在不是盛行女中豪傑的時代，修眉是一件再正常不過的事。但是，有的女性卻還不能奢談這種話題，因爲她們的眉毛常常脫落，有的甚至脫得一乾二淨，而一個沒有眉毛的人總會讓人感到不對勁的。雖然眉毛的自然脫落屬於正常生理現象，但由其他因素導致的脫眉卻不是如此，如甲狀腺功能低下、二期梅毒、腦垂體前葉功能減退、

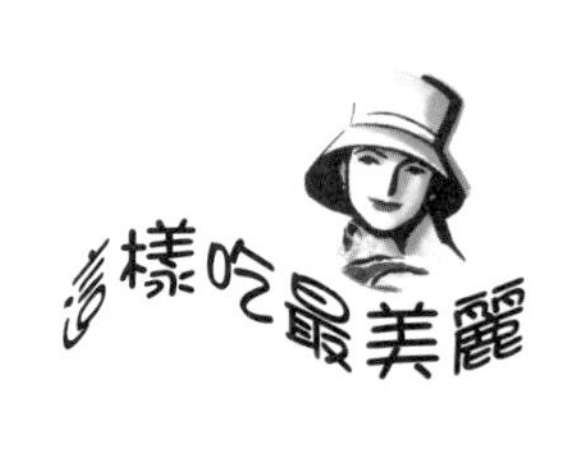

體內缺鋅等都可以使這一現象變得非同尋常。還有當女性長期處於精神緊張、焦慮的狀態之中時，也會引起脫眉，這些是不正常現象。所以，除了根據病因積極治療外，還應該及時調整飲食結構，用食療的方法來治療脫眉。

一、**可以多吃富含碘的食物**：微量元素碘可以刺激甲狀腺分泌甲狀腺素，使甲狀腺功能恢復正常。

二、**吃富含鋅的食物**：鋅是人體必需的微量元素之一。當體內缺鋅時，因毛囊減少，皮下膠原組織密度降低而造成的脫眉，應多吃富含鋅的食物。

三、**攝入含銅食物**：脫眉與銅元素缺乏有關，缺銅會使毛髮生長停滯或脫落。

四、**補充鐵質**：據測定，脫眉者體內含鐵量較低。因鐵質在酸性環境中容易被吸收，維生素C能促進鐵的吸收。所以，在食用含鐵豐富食物的同時，應適當補充富含維生素C的食物。

◆推薦食品

一、**因甲狀腺功能低下而造成的脫眉者，應多吃些富含碘的食物，**如海帶、紫菜、海參等。

二、**多吃含鋅的食物：**堅果、粗糧、動物肝臟、瘦肉、牡蠣、牛奶、豆類、乾果、蛋類及其製品等。

三、**富含銅的食物：**堅果類、海產類、穀類、乾豆類及動物肝臟等。

四、多吃含鐵豐富的食物：蛋類、木耳、海帶、芝麻、豆類、動物肝臟、油菜、芹菜、山楂、棗、番茄、青菜等。

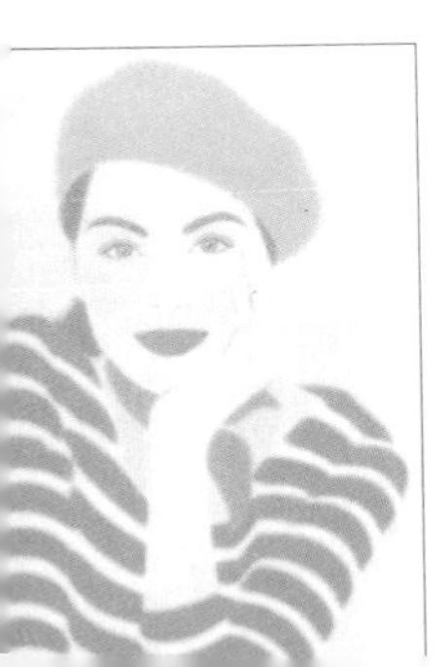

第三章　窈窕淑女美目餐

第一節　窈窕淑女美目餐

◆豬眼桂圓湯

原料：豬眼（或牛、羊）一對，桂圓肉、枸杞子各十五克。

製法：將豬眼清洗淨，與桂圓肉、枸杞子加水適量，放碗內，隔水燉熟。

服法：調味後，飲湯吃豬眼睛和桂圓肉、枸杞子。

功效：具有滋陰明目的功效，適用於防治近視。

◆烏雞肝粥

原料：烏雞肝一具，豆豉十克，粳米一百克。

製法：將烏雞肝洗淨切細。取豆豉煎汁，棄豆豉濾汁，再加雞肝和粳米煮粥。

服法：任意食用。

功效：具有養肝明目的功效，適用於因肝虛所致的視物不清或夜盲症。

◆菊花粥

原料：乾菊花十克～十五克，粳米三十克～六十克。

製法：於秋季霜降前，採摘鮮菊花，烘乾（或蒸後曬乾），磨粉備用。將粳米煮粥，粥成後調入菊花末，再煮一～二沸即可。

服法：早晚空腹食用。

功效：具有滋肝養血，明目駐顏的功效。

◆玉米仁粥

原料：玉米仁三十克，枸杞子十五克，粳米五十～一百克。

製法：將玉米仁搗碎，與枸杞子同煎取汁，下粳米煮爲粥。

服法：空腹食用。

功效：具有益肝、益腎、明目的功效，適用於因肝腎不足引起的視物昏花。

◆豬肝蛋粥

原料：豬肝、粳米各五十克，雞蛋一個，鹽、味精各適量。

製法：將豬肝切細，與粳米煮粥，將熟時，打入雞蛋，加鹽、味精調味，煮熟後即可食用。

功效：具有養肝明目的功效，適用於肝虛所致的雀目，常服能使眼睛明亮。

◆桑芽粥

原料：桑芽（春天初生細芽之含苞未展者）三十克。

製法：將桑芽焙乾，水煎棄渣取汁，加糯米一百克同煮為粥。

服法：空腹食用。

功效：具有清肝明目的功效，適用於因肝火旺所致的目昏。

◆羊肝粥

原料：羊肝五十克，韭菜籽十克，粳米一百克。

製法：將羊肝切細，韭菜籽炒後研細，水煮取汁。加入粳米一百克和羊肝煮為粥。

服法：空腹服用。

功效：具有養肝明目功效，適用於視物昏花，肝虛雀目。

◆苦瓜薺菜豬肉湯

原料：苦瓜二百五十克，瘦豬肉一百二十五克，薺菜五十克，調料適量。

製法：苦瓜去瓤切成小丁塊，瘦豬肉切薄片，薺菜洗淨切碎。先將肉片用料酒、精鹽調味，加水煮沸五分鐘，加入苦瓜、薺菜煮湯，調入味精即成。

服法：每日一次，連服五～七日。

功效：具有滋陰潤燥，清肝明目的功效。

◆鰻魚荸薺湯

原料：鰻魚三百克～五百克，荸薺七個。

製法：將鰻魚洗淨去內臟，荸薺去皮洗淨，加水適量，燉煮。

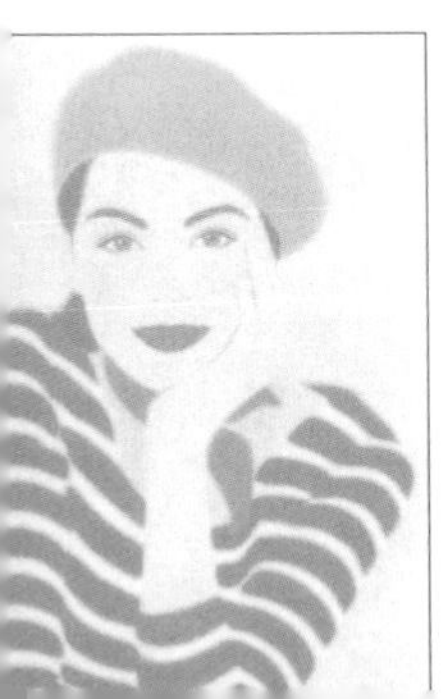

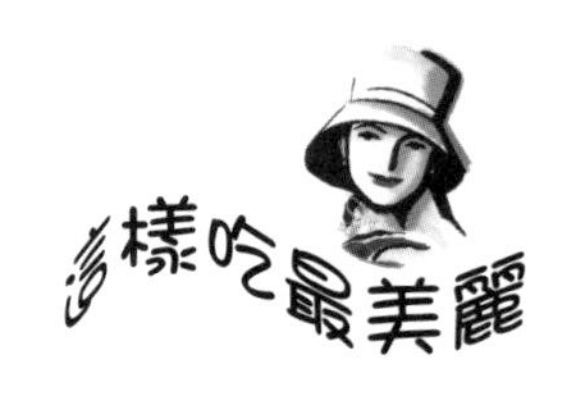

服法：吃魚、荸薺，飲湯，每日一次，連服用三十～五十日。

功效：具有養肝明目，清熱解毒及美目功效。

第二節　宮廷美目秘笈

中醫講究「天人合一」，他們把人體也看作一個統一的整體、一個小宇宙，任何一處都能反映出全身的情況。所以，從一個人的眼睛中，也能看出其體內五臟六腑之氣血陰陽的情況，因此，保持眼睛的秀美，不僅是外表的美觀，更主要是在體內臟腑器官，氣血陰陽的調和。宮廷裡的美目主要包括明眸、扶睫、益瞼三個方面。

一、**明眸**（「洞視千里」的方法）：這是皇帝、王子常常使用的方法，這一方法具有能明亮眼神的作用。用海鹽少許，以百沸湯（即爲久開之水）泡散，取其清汁放於銀製或石製盛器中，放火上煮後，熬取雪白鹽花，用新瓷器盛放，每天用此物放於水中溶解後漱口，同時，以大拇指甲點水洗目，閉目坐一會兒再洗臉，長期使用不僅能增加視力，更能去除目翳，對老眼昏花者尤爲適應，還能發揮堅固牙齒的作用。據現代醫學研究，此法能增強組織滲透力，保持體液的平衡，故能做到明目。

二、**清目養陰洗眼方**（慈禧太后專用）：取甘菊三錢、霜桑葉三錢、薄荷一錢、羚羊尖一錢五分、生地三錢、夏枯草三錢，如同煎中藥一樣放水中煮，然後趁其熱輪換熏雙目，而後再用藥汁洗眼，具有疏風清肝，養陰明目的作用。

三、**明目枕**：用蕎麥皮、綠豆皮、黑豆皮、決明子、菊花若干劑量，做成枕頭，每晚睡覺時用此枕，常用有疏風散熱，至老目明的作用。

四、枸杞丸：取巴戟一兩、五味子三兩、枸杞子四兩、肉蓯蓉二兩、甘菊花五兩，把以上五味藥研成細末，加入白蜜做成梧桐子大小藥丸，吃飯前，用鹽酒送服五十丸，全部藥物都有調補肝腎，養血明目的作用，久服能增強夜視力。

五、扶睫膏（扶睫的方法主要有兩方面作用，一則可以促使睫毛生長，二則可以防止睫毛落脫和倒伏）：用新壓製的芝麻油少許，每夜塗於睫毛之上，能發揮促使睫毛生長的作用，如將芝麻油塗於眼瞼之上，還能發揮消除眼袋的作用。

六、扶睫丸：取黃芪十兩、葛根十兩、防風十兩、甘草十兩、當歸七兩五錢、白芍七兩五錢、蔓荊子十五兩、黃芩五兩、細辛三兩，製作時將藥研成細末狀，和以白蜜製成丸藥，每次服二錢，每天三到五次，用白開水送服，具有養血疏風，起立睫毛，美化容貌的作用。

七、助陽活血湯（益臉的方法可以起到增強眼瞼肌的張力，防止眼袋形成的作用。）：取黃芪、甘草、防風、當歸各五分，白芷、蔓荊子各四分，升麻、柴胡各七分組成，用水煎服，每天一副，服用二次。全方藥物組成透過調補脾胃之氣，促使氣血流通，從而發揮益臉的作用，可以防止眼袋的形成。

八、熨目法：即以兩手掌相互摩擦至極熱，再放於眼瞼之上，每次熨目三遍，可以防止眼瞼部皺紋的形成。

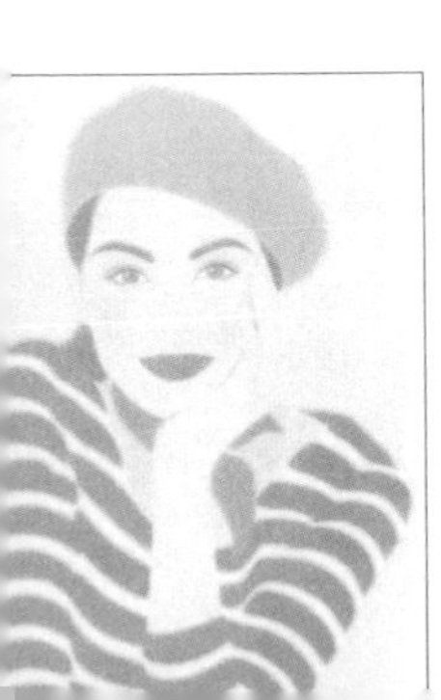

第四篇
淑女美口坊

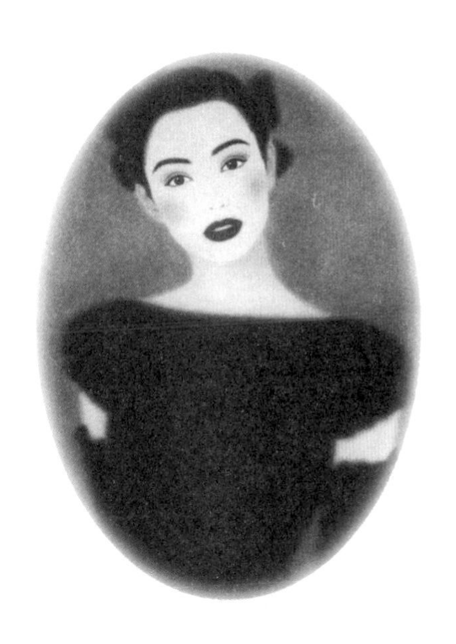

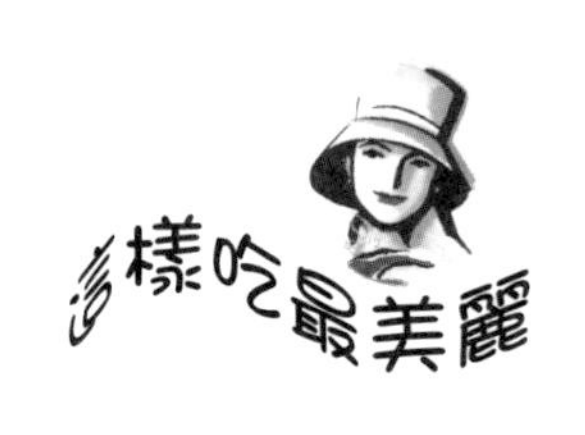

櫻桃小嘴、香唇、玉齒、美妙的嗓音都是可愛的，都是女性們日夜所追求的，就像男人們大多喜歡朱莉亞·羅伯茲的大嘴一樣，但並不是每個人都會擁有這樣的殊榮，有些人即便擁有極好的先天條件，可是她們仍然會把自己的一張嘴弄得亂七八糟，譬如：一口惡臭，牙齒黑黃，長得長短不一亂糟糟的牙齒，說話粗裡粗氣，乾燥裂開的嘴唇。也許就是這些因素，不但把男人從自己身邊嚇跑，也把自己的親朋好友從自己身邊嚇跑了。這些都足以給別人留下不好的印象，不但如此，可能還會因此帶來各方面的問題，譬如妳的健康。俗話說「病從口入」，口腔的衛生和健康狀況不僅關係到個人的美容與形象，同樣也影響到個人的身體健康，因爲口就是任何物質進入身體的第一關。歷來的醫學家和養生專家都非常重視口的衛生，特別是保持清潔的口腔和健康的牙齒，本篇就對口腔方面與女性相關的一些問題做一些講解，譬如女性關心的牙齒、口臭、嘴唇、嗓音方面的問題，並且介紹一些實用的食療方法以供女性朋友們分享。

第一章　潔白如玉淑女牙

第一節　美牙與飲食

牙齒對人的重要性，恐怕除了還在吃奶的小孩，或是正在發瘋的瘋子，誰都知道。買牲口要看牙口，如果牙口不好，那隻牲口就只能砸在自己手裡。就連東南亞的土著都明白，一旦大象的兩顆大牙被磨得只剩短短的一小截，那麼這頭大象的生命就快終結了。我們人呢？如果擁有一口歪歪斜斜的爛牙，恐怕也是會折壽的吧！那些長命百歲的老人，他們的牙齒一般都很好，甚至有人還在八十多歲時重新長出了一口新牙。然而，在我們以往的生活中，人們往往只注意到雪白的牙齒看上去很美，卻忽視了牙齒的保健以及對它健康的重要意義。在古代，人們稱牙齒爲「臟腑之門」，也就是說，牙齒對食物的消化、語言的發聲，都有直接關係。如果牙齒殘缺不全，食物在嘴裡不能好好地咀嚼，粗糲的飯食下去，就會

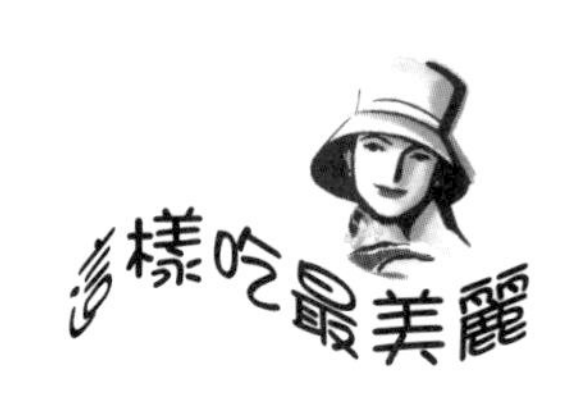

給胃增加額外的負擔，使胃的消化受到影響。

雖然人們常常在考古工作中發現，即使是人的骨骸都化作灰塵了，可是牙齒還在，它還是如同主人在世時那樣堅硬，好像牙齒從來都是硬梆梆的，可是實際上，它和人體的其他器官一樣，也需要不斷地進行更新和修補。所以，爲了保持滿口美麗的牙齒，除了要注意口腔衛生外，還非得從飲食營養上下功夫不可。

衆所周知，構成牙齒的主要原料是鈣和磷，如果膳食中鈣含量不足，或者機體對攝入體內的鈣不能充分地吸收和利用，就會影響到牙齒堅固，從而使牙齒因缺鈣而變得疏鬆，更易被腐蝕。我們平時講的「蟲牙」，其實並非牙齒眞的長了「蛀蟲」，而是我們每日所進的食物殘渣的腐蝕，天長日久之後，致使牙面脫鈣，再加上蛋白酶的溶解作用，形成齲洞，如同蟲咬，所以叫做「蟲牙」，也叫齲齒。膳食中維生素A和維生素D供給不足，是促進齲牙形成的一個重要的間接因素。因爲維生素D可以促進鈣、磷的吸收，而維生素A可增加牙床粘膜的抗菌能力，維生素C則影響牙的鈣化。同時，維生素C缺乏還易造成牙齒鬆動。

妳知道我們在刷牙的時候，爲什麼要使用含氟的牙膏嗎？是因爲氟在牙齒中雖然含量極少，卻是牙齒不可缺少的重要成分。它參與牙齒中氟磷灰石結晶的形成，又因為它具有耐酸作用，並能抑制齲齒細菌的酶活性而保護牙齒，所以對防治齲牙非常有用。但氟也不是吸收得越多越好，在生活中，氟的主要來源為飲水，如果飲水中長期缺氟，就會影響牙齒的形成，並使其對齲蝕的抵抗力減弱而易發生齲牙，不過飲水中的氟含量若是長期過高，又會引起牙齒發生斑釉症。所以，任何一個女性要想保持一口潔白細密的玉齒，要想做到牙齒美麗，沒有蛀牙，都應從小養成好的飲食習慣，不吃零食，不食用過多含酸食物、甜食物，養成刷牙漱口，保持口腔衛生的習慣。

不管妳是幾歲的幼女，還是風燭殘年的老婦人，這都是妳為保持自己的魅力和美麗而必須做的。當然僅僅如此，還是遠遠不夠的，愛美的女性還應在飲食中增加富含鈣、氟質和維生素A、維生素D、維生素C的食物，這些食物不是靈丹妙藥，但卻隨處可尋，它們能時時刻刻、隨時隨地保健妳的牙齒，諸如牛奶、動物肝臟、蛋、魚、肉、蝦皮、豆製品、有色蔬菜和水果，難道不都是妳平時經常見，隨時吃的東西嗎?當然妳要有選擇性才行。譬如，若是飲水中含氟量不足，

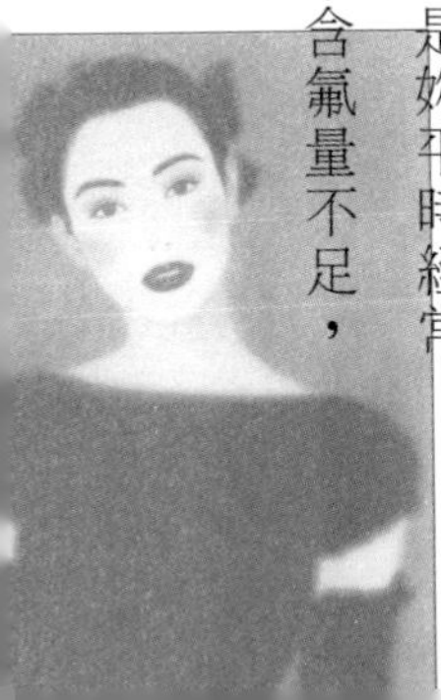

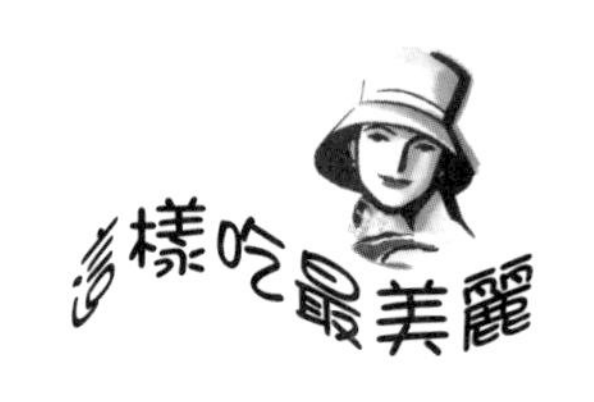

妳可吃些海產品，如海魚、蝦、海帶、海蜇、紫菜等含氟量多的食物來加以補足。而在我們平時喝的茶葉中含氟量最多，同時茶葉還具有抑制多種細菌的作用，每天適量飲茶，就像《紅樓夢》中賈府裡時興的那樣，飯後用茶漱漱口，平時多飲些茶，對清潔口腔，潔齒防齲很有好處。因此，注意合理飲食，保持口腔衛生，既能使自己身體健康，又能使妳的牙齒得到美化。

第二節　美健牙齒的飲食天規

女人的生活，並不總是詩情畫意的。試問這世界能有多少人有天生麗質呢？而即便是天生麗質也需要後天的保養，這對於牙齒來說，尤其是如此。在很多時候，保持自己的牙齒更像永恒的戰鬥，當然，在這個戰場上不流血，但是戰鬥需要女人們足夠的智慧和耐心。大自然母親給予女人們的饋贈很多，只要善於運用大自然母親給予的武器，保有一口美麗而健康的牙齒是輕而易舉的事情。大自然母親給予的武器究竟是什麼呢？這就是我們生活中無處不在的飲食。現代醫學研究表明，牙齒的健康和整潔與鈣、磷、維生素D、維生素C、氟等營養成分密切相關。所以，爲了使女性們的牙齒健康美麗，在日常飲食中就要注意以下的飲食天規：

一、**增加足夠的鈣質**：牙齒的主要成分是由鈣組成的，在飲食中應注意攝取富含鈣質的食物。同時，在烹飪含鈣食物時，適當放點醋，有助於鈣質的溶解，也有利於人體吸收。

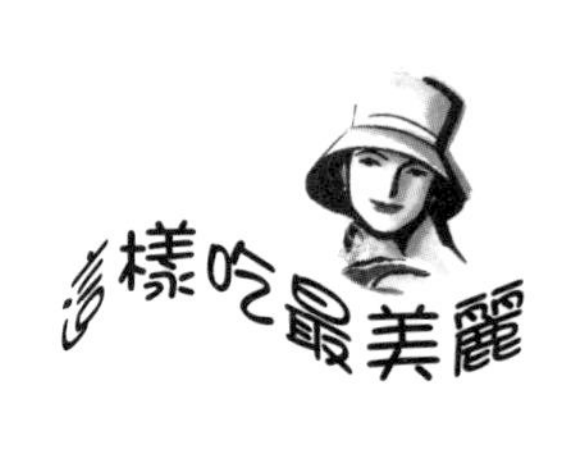

二、**攝入含磷豐富的食物**：磷與鈣一樣，也是牙齒的主要成分之一，是保持牙齒堅固不可缺少的營養素，許多食物中都含大量的磷成分。

三、**攝入足夠的維生素D**：維生素D能夠促進人體對鈣、磷的吸收及骨化作用。

四、**補充氟元素**：氟能與牙質中的鈣、磷化合物形成不易溶解的氟磷灰石，從而防止細菌所產生的酸性物質對牙質進行侵蝕。此外，氟還能透過抑制細菌中的酶而阻礙細菌的生長。因此，氟是保持牙齒健康的重要元素。

五、**保證維生素C的攝入**：人體中維生素C的含量充足，是預防牙周病的重要條件，但缺乏維生素C卻會導致牙周病的發生。所以，應在每日膳食中補充足量的蔬菜和水果。

推薦食品

一、**富含鈣質的食物**：牛奶、奶粉、乳酪、豆腐及其製品、蝦皮、骨頭、淡菜、髮菜、海帶、裙帶菜、紫菜、田螺、泥鰍、魚鬆、蛋黃粉等。

二、富含磷的食物：肉、魚、奶、豆類、穀類、蔬菜等。

三、含維生素D豐富的食物：動物肝臟、魚油等。

四、富含氟的食物：海魚、茶、蜂蜜和礦泉水等。

五、含有豐富的維生素C的食物：新鮮綠色蔬菜和水果。

食療小秘方

一、**涼拌生菜**：生菜洗淨後用少許食鹽拌，生吃慢嚼。經常食用，能令人齒白。功效為美白牙齒、除齒垢。適用於有黃垢齒、煙熏齒黑等症狀的女性。

二、**茶湯**：用紅茶、綠茶或烏龍茶等，每日泡茶一～二杯，飲茶後，並用茶水漱口。因為在茶葉中含有豐富的氟，有預防齲齒的作用。所以常飲茶，用茶漱口，有固齒、堅齒的功效，以及去牙間殘渣和牙垢、防齲齒的作用。

三、**固齒方**：取雙層紗布裹包松脂，入沸水中煮。取浮在水面上的松脂，置冷水中，待冷凝成塊後取出研末，入白茯苓末和勻。每日用以揩齒漱口，或取少量在牙刷上刷牙。功效為固牙堅齒、駐顏。適用於牙齒鬆動，花容衰老的女性。

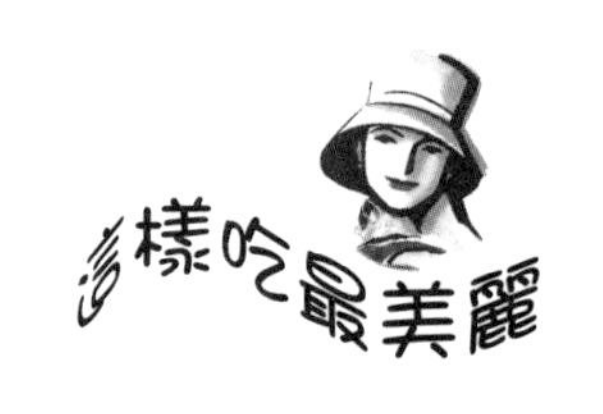

四、潔齒果菜汁：菠菜、花生、胡蘿蔔、紫菜、蓮藕、葡萄各適量。將菠菜用開水燙一下與葡萄、蓮藕一起打汁，胡蘿蔔單獨榨汁；花生烤熟磨粉加水製成花生糊；紫菜水發取汁。將以上各種汁、糊及胡蘿蔔汁混勻後即可飲用。常服具有保護和促進牙齒潔白堅固作用。

第三節　如何選擇有利於牙齒健康美麗的食物？

對於一般人來說，牙齒可以用來咀嚼食物，也可以用來輔助發音，對於女性的作用也是如此，但是它的作用又不僅限於此。因爲對女性來說，牙齒不僅能咀嚼食物、幫助發音，還對她們的面容有著非常大的影響。

如果擁有整齊的牙齒和完美的牙槽骨，在這兩者的支援之下，牙弓形態和咬合功能才能發揮正常，人的臉部和唇頰部也才會顯得豐滿。而女性們的鶯歌燕語之中，整齊而潔白的牙齒，則更能表現出她們的健康和美麗。

與此相反，如果牙弓發育不正常，長了一口參差不齊、排列紊亂的牙齒，不但自己開口難堪，就連面容也會顯得不協調。如果牙齒缺失太多，唇頰部就會因爲失去支援而凹陷，人們的面容就會變得蒼老、消瘦。那些裝了滿口假齒的人，又有幾個能在取下假齒之後能像以往那樣談笑風生呢？

女性們若想擁有一副健康美麗的牙齒，就必須注意牙齒的保健，增加含鈣豐富的食物的攝入。爲人父母者尤其要注意，在嬰幼兒時期就應給女兒以正確的飲食選擇，讓孩子多吃能促進咀嚼的蔬菜，有利於促進下頷的發達和牙齒的整齊。對於成年人來說，經常食用蔬菜還能使牙齒中的鉬元素含量增加，增強牙齒的硬度和堅固度。同時，常吃蔬菜還能防齲齒，因蔬菜中含有90%的水分及一些纖維物質。

這是因爲咀嚼蔬菜時，蔬菜中的水分能稀釋口腔中的糖質，使細菌不易生長，纖維素的攝入對牙齒也發揮了清掃和清潔作用。除此之外，女性還應多吃些較硬的食物，以促進牙齒的健康美麗。

推薦食品

一、**有利於促進下頷的發達和牙齒的整齊的食物**：芹菜、捲心菜、菠菜、韭菜、海帶等。

二、**有利於牙齒的健美的較硬的食物**：玉米、高粱、牛肉、狗肉、橡實、瓜子、核桃、榛子等。

第四節　如何防治齲齒飲食？

齲齒，就是我們常說的「蟲牙」。如何妳看到一個少女整天捂著她的腮幫子痛苦不堪，不但如此，她的牙齒還對各種刺激反應敏感，那她八成是牙齒上有了蟲牙，這樣的女孩子，她還哪裡有心思去談美麗呢？

其實，有的齲齒的形成跟食物的攝入有關，如果女性不注意口腔衛生，那麼遺留在口腔內的殘渣，特別是甜味食物被分解後，產生的物質就會附著在牙齒上，形成齲斑，再經細菌作用生成酸，先腐蝕牙釉質，再損害牙本質，以及牙髓質。

有的是因體內缺鈣，致使牙齒變得疏鬆，這樣一來就導致人在咀嚼時，牙齒組織崩潰，出現蟲蛀樣齲洞，形成齲齒，影響牙齒的健康和美觀。

知道了病因，治療起來就方便多了，只要從食物中補充相關的營養成分就可以發揮很好的防治作用。如維生素D有促進鈣、磷吸收的功能，維生素A有增加牙床粘膜抗菌作用，應該注意從飲食中充分供給。

此外，氟對牙齒的健康也很重要，如果缺乏也易導致齲齒。因此，日常飲食

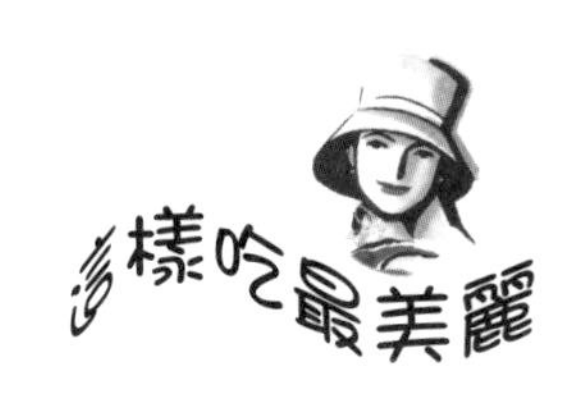

中要多吃富含維生素D、維生素A和鈣的食物，含氟較多的食物，就足以維護牙齒的健康美麗。

推薦食品

一、**富含維生素D、維生素A和鈣的食物**：乳類、肝類、蛋類、肉類、魚類、蝦皮、芝麻醬、豆製品、油菜、菠菜、胡蘿蔔、紅薯、青椒、山楂、橄欖、柿子、沙果等。

二、**含氟較多的食物**：魚、蝦、海帶、海蜇皮等。

第五節　如何防治口臭？

口臭跟狐臭、體臭一樣，都是女性們深惡痛絕的，連別人身上的不良氣味都不忍聞之，更何況自己身上也有呢？

當然，在自己有口臭的時候，當事者可能毫無察覺，畢竟是自己身上發出來的嘛！但假如妳是一位柔情似水、美麗如花的女子，當妳發現這一事實，妳豈能容忍別人在興致勃勃地走近妳後，馬上又飛快地掩鼻而去呢？

口臭會是妳成功的障礙，也是妳取得異性憐愛的障礙。探究引起口臭的原因，除不注意口腔衛生外，一般都是患者胃火旺盛，或濕濁蒸騰所致。病人會再出現口熱舌乾，牙垢很多，牙齦腫爛。

所以，患有口臭的人首先應加強自己的口腔衛生，三餐間勤刷牙，多漱口。在飲食方面要注意只食清淡的食物，多吃含有豐富的纖維素食物且有利於清潔口腔的食物，還應適當食用具有清熱化濕、避穢除臭的食物。

女性們可以用口腔清新劑、口香糖、薄荷糖來化解口內的不良氣味。不過，

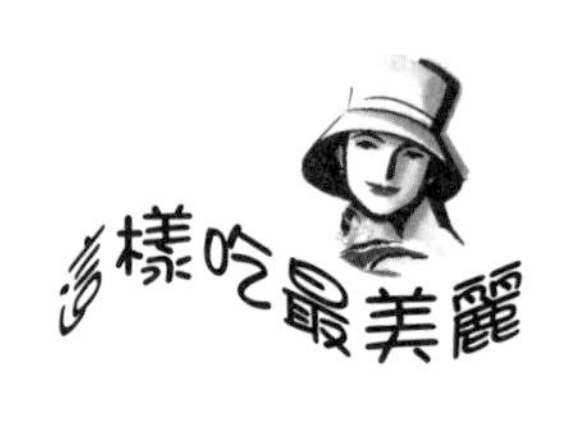

最根本的治療方法可能還是採取食療。

近年科學家們也有研究發現，在海藻類植物海帶中存在著高效的消除臭味的物質，其消臭的效果是現有口臭抑制物黃酮類化合物的三倍，因此，有口臭的人，多吃海帶也有消除口臭作用。傳統的祛口臭方法也有不錯的療效。女性們可以把甜瓜子搗成粉末，含在口內；或者用茴香作湯飲，以及生嚼；經常嚼食桔餅；用蘇子煮水漱口；烏梅脯含化等，口內一定能芬芳迷人。

食療小秘方

一、**藿香粥**：藿香十五克或鮮品加倍，粳米五十克。將藿香十五克（鮮品三十克）洗淨，放入鋁鍋內，加水煎五分鐘，棄渣取汁待用。再將粳米五十克淘洗淨，入鍋內加水適量，置武火上燒沸，再用文火熬煮，待粥熟時，加入藿香汁，水沸一二次後即可食用。可以發揮散暑氣，避惡氣的作用。

二、**薄荷粥**：鮮薄荷葉三十克，粳米五十克。將鮮薄荷葉三十克洗淨，入鍋內加適量水熬，棄渣取汁待用。將五十克粳米淘淨，加適量水煮至米熟，再倒入薄荷葉汁，煮一、二沸即可食用。具有利咽喉，令人口有郁鬱之香的作用。

三、**荔枝粥**：乾荔枝五～七枚，粳米或糯米五十克。將乾荔枝五～七枚（去殼），粳米或糯米五十克，一同入鍋加水適量煮爲稀粥。晚餐食用，連吃三～五日爲一個療程。該方具有溫陽益氣，生津養血的功效。適用於口臭的女性。

四、**生蘆根粥**：生蘆根三十克，粳米五十克。將生蘆根三十克洗淨，加水煮取藥汁待用。再將粳米五十克淘淨入鍋煮粥至八成熟，傾入藥汁煮至米爛熟即可食用。晨起空腹食用。有清熱，除煩，避穢除臭作用。但此粥不宜久食。

五、**麥門冬粥**：麥門冬二十～三十克，粳米五十～一百克，冰糖適量。將麥門冬二十～三十克洗淨，入鍋加水煎熬，棄渣取藥汁待用。粳米五十～一百克淘淨放入鋁鍋內，加水適量，再將麥門冬汁和冰糖適量一同入鍋內，置武火上燒沸，用文火煮熟即成。具有養胃、清心之功用，素有氣弱、胃寒的女性忌食。

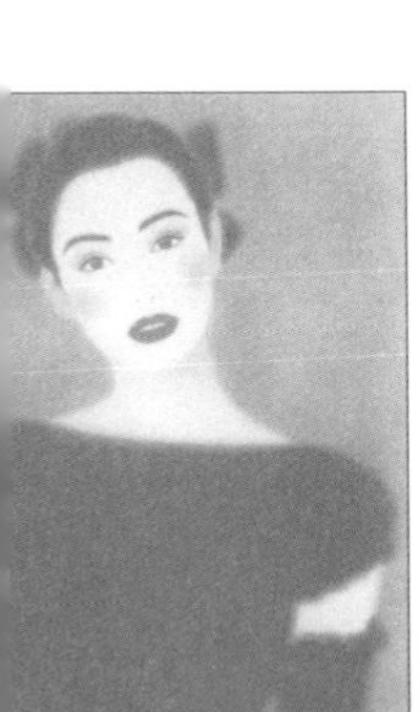

第二章　紅潤細嫩美人唇

第一節　美唇與飲食

出門了，妳要做的第一件事是什麼呢？要見心愛的他，妳首先要做的是什麼呢？儘管妳可能有很多種選擇，譬如梳梳頭呀！補補妝呀！但給嘴唇抹上一點唇彩總是少不了的，因爲那樣可以使妳的嘴唇顯得稜角分明、紅潤光澤，這樣的嘴唇容易給人以美的感覺。

事實上，嘴唇本來就是臉部美的標誌之一。嘴唇保養得怎麼樣，總是直接影響到臉部的美容效果。如果妳是蒼白、乾燥、裂口的嘴唇，這會讓人覺得蒼老而病態，如果妳的嘴唇是稜角分明、紅潤光澤的，那它給人的感覺就大不相同了，人們會覺得妳美麗、自信。

當然，嘴唇僅靠唇彩的掩飾是不行的，任何價格高昂的唇彩都比不上擁有一個天然、健康、紅潤的嘴唇。

嘴唇的保養來源於平時的飲食。若是平時飲食調養有方，女性擁有健康的身體，嘴唇就會顯得紅潤有光澤。如不注重飲食調養，甚至偏食，那麼身體就會顯得虛弱、貧血，嘴唇就會很蒼白。如食物中長期缺乏維生素A、維生素C、維生素B_2、水分，則會引起身體虛弱，體內燥火上升，引發嘴唇乾燥、裂口，影響到嘴唇天然的美麗。

影響嘴唇因素當然還有氣候，譬如秋、冬季節的時候因爲氣候乾燥，只要飲食沒有調養好，或是熱性食物吃得太多，就虛火上升，致使嘴唇乾裂。

這個時候，有的人特別喜歡用舌頭舔嘴以潤濕嘴唇，卻越舔越乾，使嘴唇脫皮、裂口，甚至感染，影響了嘴唇以及臉部的美好形象。

因此，爲了使嘴唇健康美麗，同時保持自然的紅潤光澤，愛美的女性朋友就應當在平時的飲食中注意選擇富含維生素A、維生素C、維生素B_2及油潤含膠質的食物。

在氣候乾燥的季節，女性朋友還應在飲食方面注意多選擇能夠發揮清涼祛火

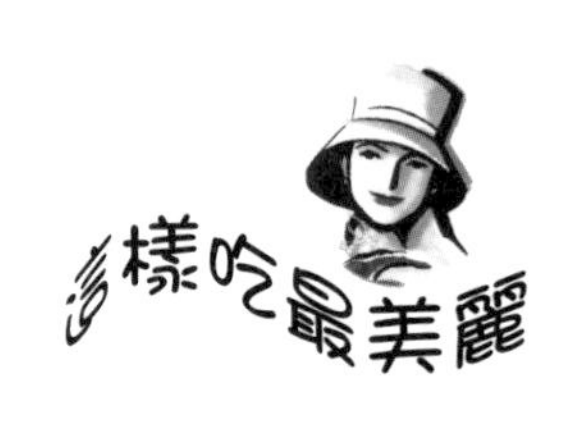

作用的食物，同時還應注意平時要多喝水，以保持體內有足夠的水分以滋潤嘴唇和皮膚。

在這種季節，進食過多的溫熱食物是不適宜的，應當酌量減少，更不宜選食燥熱食物，因爲這些食物熱性太大，食後容易引起人體上火。而咖啡和茶葉有利尿的作用，食後也會減少人體內的水分，從而引起全身及口唇乾燥，影響嘴唇及臉部的美好形象。另外，在秋冬季節除了進行飲食調節外，還可以在外部進行防範，譬如嘴唇上可塗點油脂或潤唇膏，同樣可以達到滋潤嘴唇，防止嘴唇水分的喪失。

推薦食品

一、**富含維生素A、維生素C、維生素B_2及油潤的含膠質的食物**：動物肝、腎、牛奶、羊奶、奶油、魚油、禽蛋黃、豬肉、牛肉、雞、鴨、鴿、兔、魚、蝦、蟹、甲魚、石蛙、牛蛙、海產品、粗米、粗麵、麥胚、米胚、蕎麥、玉米、高粱、番薯、山薯、乾豆、葵花籽、核桃、蓮子、花生、榛子、松子、榧子、腰果、白菜、香菇、蘑菇、木耳、藕、荸薺、木耳、蓴菜、菊花菜、薺菜、馬蘭頭、空心菜、生菜、蘿蔔、胡蘿蔔、櫻桃、棗、甘蔗、鳳梨、菠蘿蜜、廣柑、柚子等。

二、**有清涼祛火作用的食物**：白高粱、苡仁、雞頭米、竹米、黑米、蜜棗、芝麻、扁豆、綠豆、冬瓜、豆腐、蘆筍、藕、萵苣、茭白、慈菇、荸薺、黃瓜、馬齒莧、生菜、苦菜、馬蘭頭、薺菜、荷葉、苦瓜、菜瓜、茄子、西瓜、梨、蘿蔔、青果、山楂、柿子、廣柑、木瓜、香蕉、桑椹、蘋果、柿餅、豬肺、羊肝、豬腸、鴨肉、鴨蛋、黑魚、甲魚、石蛙、牛蛙、蚌、蛤蜊、牡蠣、螺絲、螃蟹、動物皮、爪、豆豉、竹葉、薄荷、海帶、海藻、枸杞葉、枸杞子、野水芹等。

忌食食品

一、**應少食溫熱食品**：黃豆、南瓜子、刀豆、南瓜、白菜、黃牛肉、豬肝、雞肉、雀肉、雞、鯽魚、鰱魚、草魚、黃鱔、河蝦、海蜇、蟶子、淡菜、海參、飴糖、桔子、椰子、杏仁、楊梅、檳榔、桂花、玫瑰花、玉蘭花、鳳梨、油菜等。

二、**儘量不食燥熱食物**：辣椒、大蒜、生薑、大蔥、洋蔥、韭菜、芫荽、胡

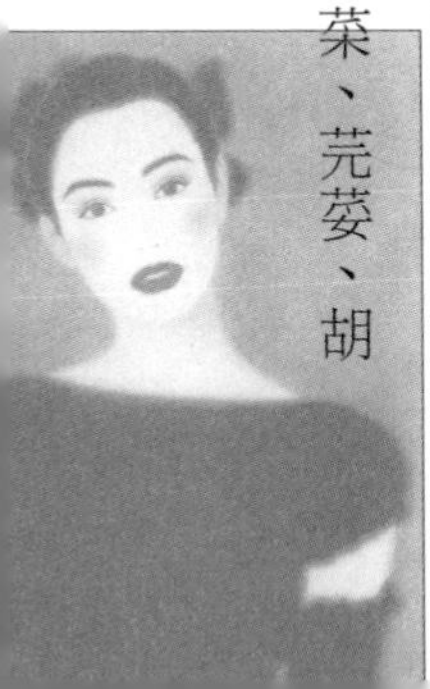

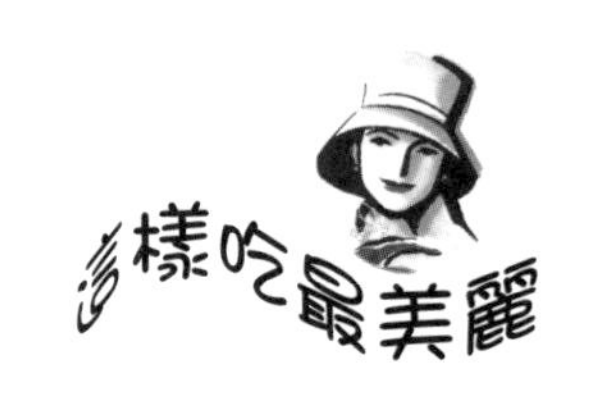

椒、桂皮、佛手、金桔子、桔餅、蘿蔔櫻、桃子、毛栗子、狗肉、羊肉、紅糖、麥芽糖、酒釀、桂圓乾、荔枝、大棗、咖啡、茶葉等。

第二節　如何防治口唇乾裂?

引發口唇乾裂的原因很多，可能是因爲日常飲中食缺乏水分和油脂，也可能是病人身體中缺乏維生素A、維生素B、維生素C、維生素E，或者是病人長期陰虛低熱，以及患上了某些全身性疾病所致，當然普遍性口唇乾裂的發生，則是由於季節變換之後，氣候乾燥所致。

照《紅樓夢》中所說，「女兒是水做的骨肉」，可是一旦口唇乾裂，美麗的女人們哪還有水一般的溫柔面容?即使是雙唇塗滿唇彩，也難以彌合乾裂的溝壑。

基於以上原因，在防治本病時，女性朋友們應選取具有清熱、補陰以及食性平和或偏冷的食物。此外，女性應戒煙，少飲咖啡。本病患者不宜用甘油塗唇。

推薦食品

具有清熱、補陰作用且食性平和或偏冷的食物，主要有以下幾類食物。

蔬菜類：如菠菜、芥菜、莧菜、薺菜、黃花菜（鮮黃花菜應經蒸或煮處理後

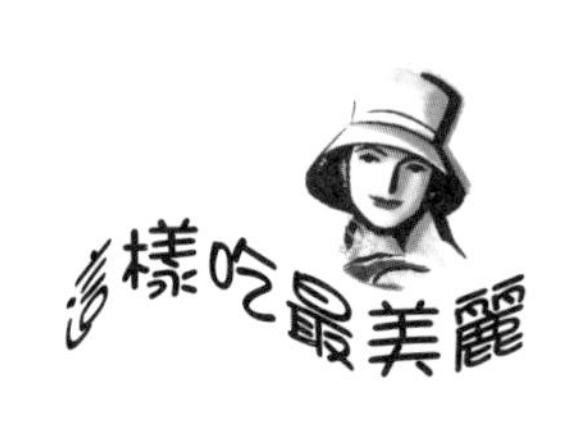

再食用）、茭白、蘿蔔、茄子、竹筍、番茄、冬瓜、黃瓜、絲瓜、苦瓜、蘑菇、銀耳、綠豆、大豆、豆製品。

水產品：如紫菜、海帶、海蜇、蛤蜊、龜肉、田螺、蟹、泥鰍、青蛙肉、鯉魚、鰻魚、黑魚、牡蠣。

禽肉蛋：如烏骨雞、豬肉、鴨肉、鴨蛋、鵝蛋、鵝肉、豬肺、兔肉、馬肉及奶類。糧食及硬果類：如芝麻、松子、黑豆、小米、小麥、大麥。

水果類及其他：如桑椹、甘蔗、香蕉、西瓜、甜瓜、枇杷、芒果、梨、羅漢果、柿子、鳳梨、椰子、荸薺、蓮藕、生菱、蓮子、百合、苡仁、枸杞子、茶葉、菊花、蜂蜜、水糖、食鹽等。

第三節　窈窕淑女美唇方

◆桑椹膏

原料：鮮桑椹、蜂蜜適量。

製法：取鮮桑椹適量，微研至碎，絞汁，文火熬至原量一半時，酌加蜂蜜，再熬爲膏，用瓶貯。

服法：每日一次塗口唇，並飲服二十毫升，用溫開水或黃酒送服。

功效：用於肝陰、腎陰不足。本品有滋陰養血、潤膚通血、安神定氣、利關節的功效。

◆銀耳湯

原料：水發銀耳三十克，冰糖適量。

製法：取水發銀耳三十克洗淨，入砂鍋中加水燉熟。

服法：加冰糖調服，每日二次。

功效：適用於肺陰不足。本品有滋陰潤肺、止咳、降壓、降脂的功效。但風寒咳嗽及感冒者慎服。

◆鴨肉湯

原料：鴨一隻。

製法：鴨隻取肉切塊，按常法燉熟。

服法：調味後吃肉飲湯，每日二次，佐餐食用。

功效：具有清熱、補陰、生津、潤膚的功效。身體虛寒或受涼而致的不思飲食者及腹冷痛、腹瀉、腰痛、痛經者不宜用。

◆蜜釀白梨

原料：大白梨一個，蜂蜜五十克。

製法：取大白梨一個去核，放入蜂蜜五十克，蒸熟食。

服法：頓服，每日二次。連服數日。

功效：適用於口唇乾裂，咽喉乾渴，手足心熱，乾咳，久咳，痰少的患者。

◆山藥燉鵝肉

原料：白鵝肉二百五十克，山藥五十克，瘦豬肉二百克。

製法：取白鵝肉、山藥、瘦豬肉洗淨切塊，按常法煮熟，調味服食。

服法：隨意佐餐食用。

功效：有益氣、養陰、清熱、生津的功效。適用於口唇乾裂，口乾思飲，氣短乏力，咳嗽，食欲不佳等症狀。但切記不宜過量食用，多食可致消化不良。皮膚有瘡毒者忌用。

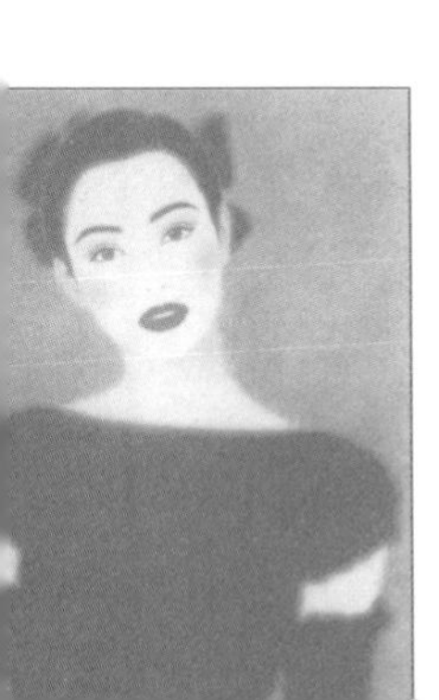

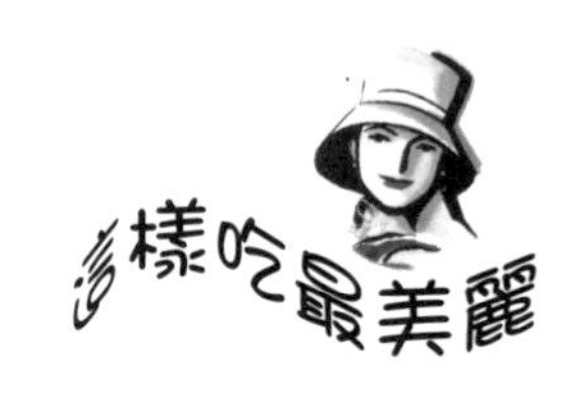

第四章　婉轉鶯啼美人音

第一節　美音與飲食

在這世界上，種種天籟之聲，譬如鳥兒的啼鳴、流水的哽咽、風聲鶴唳……包括人聲都有其精妙且無與倫比之處，其中人聲又是超乎世間萬物之上的。

譬如，歐洲的歌劇、非洲的原始音樂、美國的黑人音樂、各大宗教的宗教樂曲……凡是有了人聲參與的音樂，總是能讓千萬人如癡如醉。

人們從這些音樂中得到了美的享受，因爲嗓音之美，同樣是人們追求美的一個重要方面。常言道，聞聲如見人，當一個人用甜美圓潤或渾厚而富有滋性的聲音爲您說唱某些事務時，尤其戀人令人沈醉的嗓音，總會給人留下美好的回味和遐想。

所以，在上古的時候，當一班少男少女鳴鐘擊磬，演唱古老的《韶樂》時，孔夫子會沈溺其中，發出了「聞《韶》，三月不知肉味」的感歎。聲音的美，雖然有其先天聲帶發育的條件，有人發育得好些，天生一副美妙的歌喉，有人發育得差些，甚至會失去說話的能力。但是先天的原因雖然重要，而後天的飲食保養也有極大的影響，事實上，飲食與嗓音有密切的關係，不同的食物往往會對聲帶造成不同的影響。所以，女性若想保有美好的聲音，那就得從以下幾個方面對嗓子進行飲食保養。

一、**給嗓子提供充足的能量**。雖然女性可能從事的是輕體力勞動，譬如辦公室職員、接待生等，但因爲女性說話較多，且又愛好彼此溝通，所以女性應攝入二千四百～二千八百千卡（也就是十・四～十一・七二兆焦耳）。基於此特點，碳水化合物的供應一定要充足，應占到總熱量供應的60％，因爲碳水化合物是維持神經細胞的正常功能和保持正常生理活動的主要能源。此外，還要供應充足的糖源，這將有助於應激和預防疲勞。

二、**供給充足的維生素**。女性應注意從飲食中補充維生素A、維生素C和維生素B群，特別是那些用嗓過多的人更要注意。倘若缺乏維生素A，鼻咽喉部就

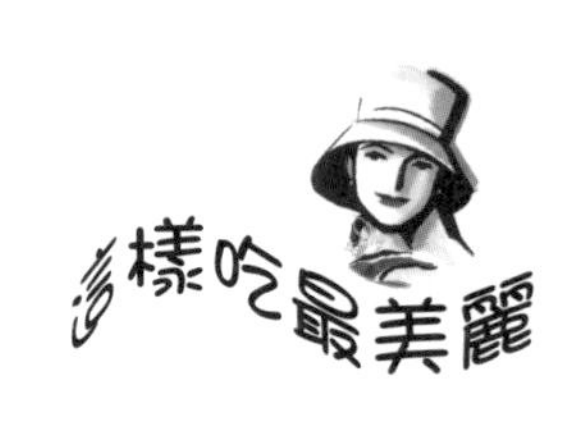

比較容易乾燥、發炎；而維生素B群能維持耳鼻喉的正常功能。維生素C缺乏，往往容易導致鼻粘膜出血和聲帶無力。

三、**多選用有利於保護嗓子的清淡食物**，這些食品有益於潤喉、清嗓和開音，它們還含有多種維生素和無機鹽，可以有效地維持人體健康。

四、儘量少吃過冷或過熱食物。人體並非人想像的那麼強壯，事實上，食物過熱容易引起咽喉粘膜充血，影響發音和共鳴。而過冷的食物則可使咽喉部肌肉產生不正常的收縮和血管痙攣，使靜脈血回流障礙，引發粘膜損傷，影響喉肌和聲帶的正常功能。

大量的實驗證明，很多食物都對嗓音有不利的影響，如辛辣燥熱、油膩和刺激性食物會使嗓子乾燥、口渴、痰多、糊嗓，歌唱時嗓子發木、發緊、發堵、發悶、出現語不成調，甚至喑啞失音。總之，對女性來說，辛辣燥熱、油膩和刺激性食物不宜多吃，以免使咽喉、聲帶充血而影響妳美妙的聲音。

◆推薦食品

有利於保護嗓子的清淡食物：蘋果、梨、桔子、羅漢果、香蕉、荸薺、青蘿蔔、番茄、黃瓜、小白菜、大白菜、油菜、芹菜、菠菜、紫菜、蜂蜜、豆腐、豆漿、雞蛋、黑豆等。

忌食食品

辛辣燥熱、油膩和刺激性食物：酒、蔥、蒜、煙、花生、葵花子、臭豆腐、辣椒、醬豆腐、大油、甜食、香椿菜、韭菜、蒜苗、羊肉、蝦、醋、芥末、肥肉和過鹹的食品等。

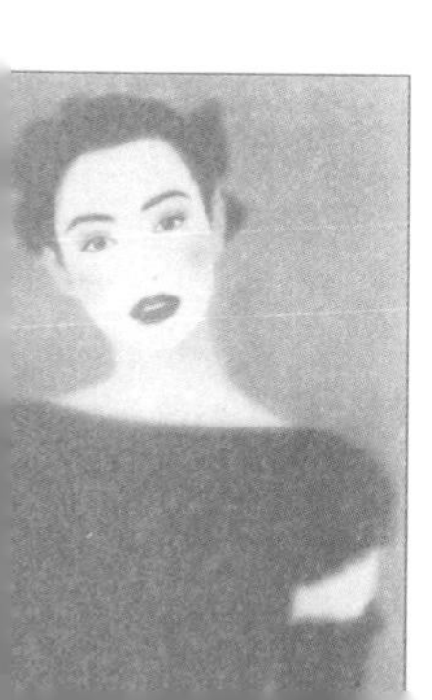

第二節　窈窕淑女美音方

◆甜蛋藥湯

原料：生雞蛋一個，砂糖十克。

製法：將雞蛋打破置於碗中，放入砂糖，調勻，用少量開水沖沏。

服法：每晚睡前服用。

功效：具有滋陰潤燥作用，適用於女性聲音嘶啞。

◆冰糖梨水

原料：冰糖五十克，梨二個。

製法：將梨洗淨切塊，與冰糖共放入鍋中加水煮爛，即可食用。

服法：每日服二次。

功效：具有清肺潤喉，消痰降火作用，適用於聲音嘶啞，對嗓子有保護作用。

◆橄竹梅茶湯

原料：鹹橄欖五個，竹葉五克，烏梅二個，綠茶二克，白糖十克。

製法：將以上諸味水煮三分鐘，飲湯。

服法：日服二次，每次一杯。

功效：具有清咽潤喉作用，適用於勞累過度或煙酒過量引起的失音。

◆澎大海糖水

原料：澎大海五枚，冰糖適量。

製法：將澎大海用水沖淨，與冰糖放入碗內，開水沖泡，浸泡半小時。

服法：當茶飲用，隔半日再開水沖泡一次，每日二次，二～三天見效。

功效：具有清熱、解毒、潤肺功效，適用於乾咳失音，咽乾喉痛。

◆金針湯

原料：金針花五十克，蜂蜜適量。

製法：金針花用水一碗煮熟。

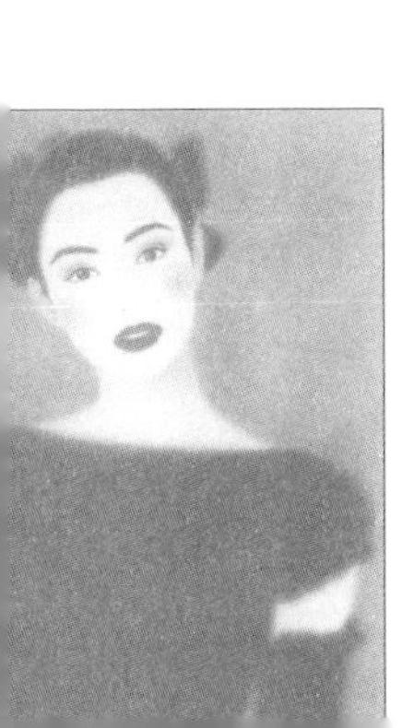

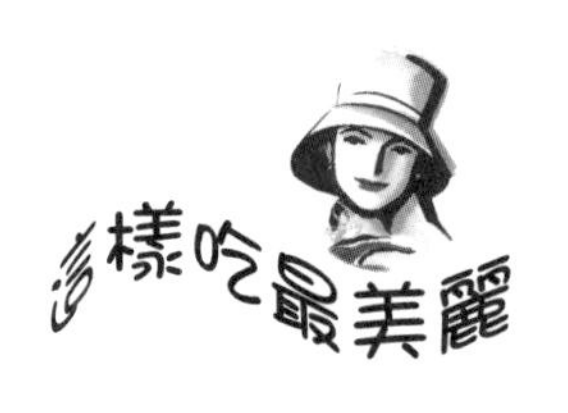

服法：調入蜂蜜，含在口裡，浸嗽咽喉片刻，然後徐徐咽下，分三次服。

功效：具有清積熱、通絡作用，適用於因聲帶勞累而引起的失音聲啞症。

◆豬皮湯

原料：豬皮五百克，鹽少許。

製法：將豬皮洗淨，加水燉至極爛。

服法：分三次食豬皮飲湯，連用二十天。

功效：用於邪熱所致的聲音嘶啞。

◆白蘿蔔湯

原料：白蘿蔔、青蘿蔔各二百五十克。

製法：將蘿蔔洗淨，切片，加水煎煮一小時。

服法：日服三次。

功效：具有清肺、利咽的作用，適用於嗓子乾癢、聲啞等症。

◆蘿蔔生薑汁

原料：蘿蔔一千克，生薑一百克。

製法：將蘿蔔、生薑去皮，切碎，分別絞取汁液，兩汁相合，一併飲服。

服法：每次五十毫升，每日二次。

功效：具有化痰利咽的功效，適用於失音不語者飲用。

◆羅漢果飲

原料：羅漢果一個。

製法：將羅漢果洗淨，掰成碎片，水煎取汁液。或將羅漢果片放瓷杯中，以沸水沖泡，浸十五～二十分鐘後即可飲服。

服法：代茶飲。

功效：具有清肺解熱、潤喉止咳之功效，咽喉諸症、失音症皆可用之，可潤喉利咽，保護嗓音。

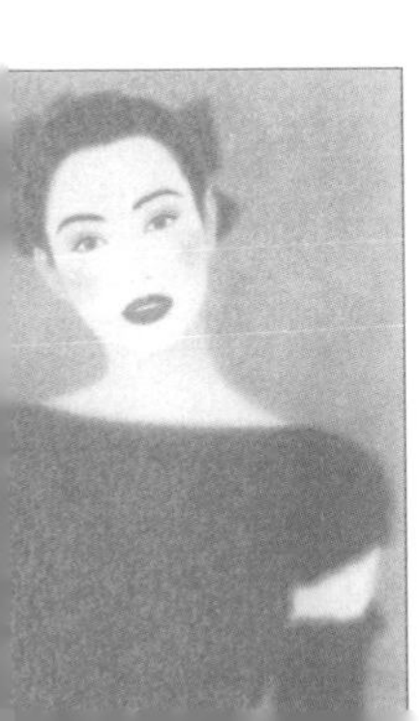

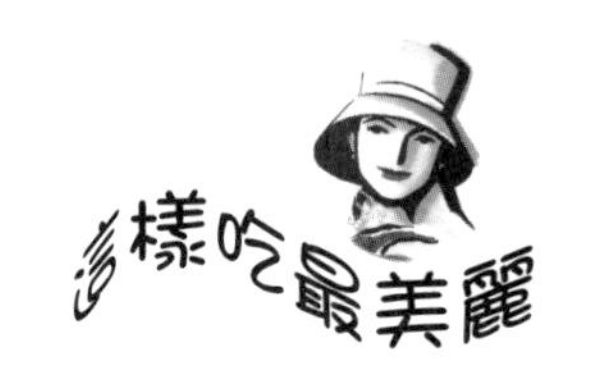

◆青龍白虎湯

原料：鮮橄欖三～五個，鮮蘿蔔一百克。

製法：將橄欖劈開，鮮蘿蔔切絲同放鍋中，加水煎煮二十～三十分鐘，去渣取汁。

服法：代茶飲。

功效：具有清熱化痰、解毒利咽的作用、適用於咽喉腫痛、聲音嘶啞者。

第五篇
淑女豐體坊

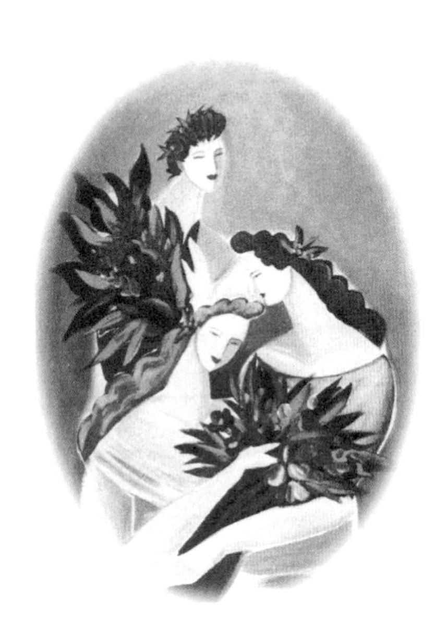

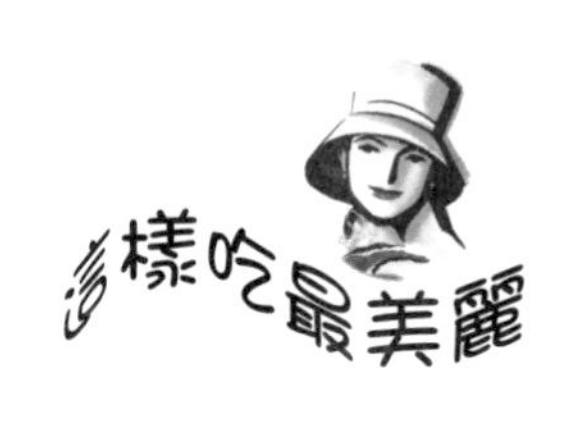

在開始此篇之前，讓我們先來看看美麗女性的典範是什麼人物？美麗身材的表率又意味著什麼？瞭解這些將會給女性帶來正確認識，從而端正女性對美麗的重新認識。「天使一樣的面孔，魔鬼一樣的身材」，這是無數女性夢寐以求的願望。像黛米・摩兒、辛蒂・克勞馥、瑪丹娜、朱迪・福斯特、莎朗・史東、珍・方達……這些帶動時尚圈和影視圈風雲的傑出女性，無不是這種形象的最佳典範。那麼，究竟什麼樣的體型才是「魔鬼」身材，什麼樣的標準才算是美女呢？

曾經，在遙遠的古唐朝，人們以肥碩為美，如楊玉環；而到了宋朝，人們又以纖瘦為美；到了二十世紀，纖細、平胸、瘦薄的骨感體型的女性，在很長時間內代表著時尚。這是因為在T型臺上表演的模特兒都是這般身材削瘦，曲線不甚分明的形象。這類體形如同尚未發育完全的少女，因而被稱為「無性別美人」，或者「骨感美人」。如今，到了二十一世紀，健美豐滿的體型已逐漸取代骨感體型，成為人們追求的新時尚。因為這種身材的女性不僅能承受種種生活負擔，顯得更健康、自信、獨立、而且更富有女性永恒的魅力。

上個世紀八〇年代，世界超級模特兒辛迪・克勞馥曾以其綽約風姿和姣好容貌風靡全球。進入九〇年代，在骨感體型的模特兒走紅世界時，「營養充足」的辛迪仍然風頭極盛，別具女性魅力。當時三十出頭的辛迪，三圍分別爲八十六－六十六－八十九釐米，依然青春亮麗，風采迷人，時裝、化妝品廣告合同接踵而來，她還經常在雜誌封面亮相，同時成爲電影明星。

從二十世紀八〇年代開始，健美運動就已經風靡一時，進入九〇年代，健美運動更是愈加熱門，尤其是一些中青女性蜂擁而來，她們意識到健美的身材對生活的重要性：健美不僅僅是自己的形體取悅於別人，更是爲了讓自己自信、健康而美麗地生存。二十一世紀，隨著生產力的發展，社會管理機制的完善，工作效率的提高，人們有更多閒暇時間參加娛樂，且選擇生活模式的自由度也更加擴大。

爲此，時尚婦女率先提出了「和男人一樣健壯」的時尚女郎模式，極力推崇女性具有強健的體魄，豐滿圓潤的臂膀，修長健美的的雙腿。我們不難想像，健美型的女性已成爲時代的一大特徵。但是，在這種趨勢之下，許多女性卻仍然顯得單薄、消瘦、柔弱，像嬌弱的林黛玉那樣骨瘦如柴，這是許多人，包括她們自己都不願見到的情形，許多女性甚至因爲這個原因使健康受到了影響，她們都想讓自己有一個合適的身材，從容面對美好的生活。那麼，怎樣才能改變這種情況呢？我們仍然只有從飲食方面入手才能根本地解決這一問題。

第一章　具有豐體作用的食物

◆大豆

有黃黑之分，但營養成分相同。大豆含有豐富的蛋白質、糖類、脂肪、鈣、磷、鐵及維生素B_2、B_6、菸酸、葉酸、胡蘿蔔素等。黑豆味甘，性平，有滋補肝腎，活血補血，豐肌澤膚，清熱解毒，調中強身的功效。同時，因爲大豆是一種高蛋白食物，卻又不含膽固醇，所以不會引起血脂升高。其中所含的植物纖維，還可發揮抑制機體吸收動物性食物膽固醇的作用。所以，常食大豆，只能使人健壯，體重增加，而不會使人有發胖的擔憂。

◆山藥

又名淮山藥、山芋等。性味甘，平。含有豐富的澱粉酶、精氨酸、鈣、磷、碘及維生素B_1、維生素B_2、維生素C、糖蛋白、多種游離氨基酸、粘液質、粗纖

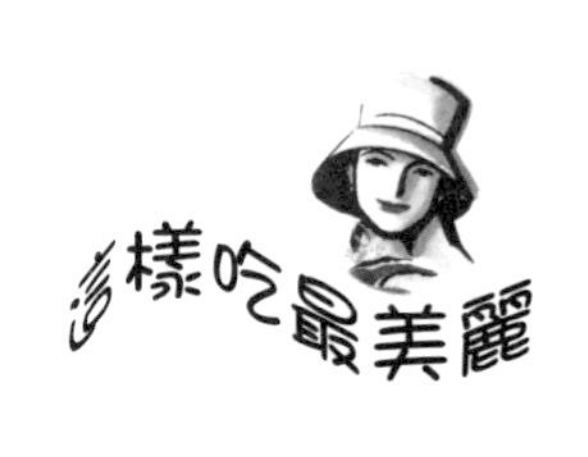

維等。山藥具有補氣養陰，止瀉澀精，長志安神，悅色潤膚的功效。可用於強身健體、延年益壽、抗皮膚衰老及治療脾虛瀉泄、虛勞羸瘦等病症。所以，山藥熟食，有健脾益氣作用，常食可使膚白體健，如欲增重不妨把它製成甜品食用。

◆花生

又名長生果、落花生。因其有滋身益壽作用，又被人們稱作「長壽果」。花生富含蛋白質，並具備八種人體必需氨基酸。花生中所含的脂肪，80%以上為不飽和脂肪酸，它和花生油脂中的甾醇，均有降低膽固醇和使肌膚細膩光潤的作用。此外，還含有豐富的維生素A、維生素B、胡蘿蔔素、鈣、鐵和近二十多種微量元素。所以，花生被視為「植物肉」。經常食用，對營養不良性消瘦有良好的豐體作用。

◆松子

又名羅松子、海松子、松子仁，是一種有護膚美容，養身健體作用的乾果。松子含有優質蛋白質、優質脂類、糖類、維生素A、維生素B_1、維生素B_2、維生素C、維生素D、維生素E、鈣、鐵、磷、鉀及芳香揮發油等對人體有益的成分。松子仁味甘，性溫，具有強陽補骨、和血美膚、潤肺止咳、潤腸通便的功效。同時，現代醫學研究發現，松子仁中的脂肪多爲不飽和脂肪酸，對人體健康有益。加上松子中含有的其他營養成分，經常食用，有強身健體，提高機體抗病能力，延緩衰老，美容潤膚，增進性欲，使體重增加等作用。松子仁炒食，能增加人的食欲，可作爲小零食經常食用，豐體效果明顯。

◆桃子

桃子又名桃、桃實等。桃肉含有豐富的果糖、葡萄糖、有機酸、揮發油、蛋白質、胡蘿蔔素、維生素C、鈣、鐵、鎂、鉀、粗纖維等成分。桃子有生津潤腸、活血消積、豐肌美膚作用。可用於強身健體、益膚悅色及治療體瘦膚乾、月經不調、虛寒喘咳等病症。現代醫學研究發現，桃子含有較高的糖分，有使人肥美及改善皮膚彈性，使皮膚紅潤等作用。對於瘦弱者，常吃桃子有強壯身體，豐肌美膚作用。身體瘦弱、陽虛腎虧的女性，不妨用鮮桃數個，與米煮粥食，常服能夠豐肌悅色。

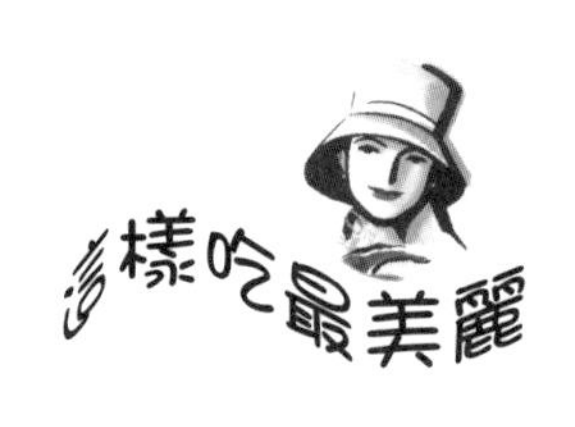

◆葡萄

又名蒲桃、草龍珠、山葫蘆等。含有豐富的鐵、鈣、磷、有機酸、果膠、游離氨基酸、卵磷脂、葡萄糖、果糖、胡蘿蔔素、維生素B_1、維生素B_2、菸酸、維生素C、粗纖維等營養元素。有滋腎益肝、補血悅色、強筋健骨、通經活絡、補氣和中等功效。可用於治療氣血虛弱、風濕骨痛、心悸盜汗、面黃肌瘦諸症。現代醫學研究發現，葡萄的含糖量約爲10%左右。其中葡萄糖能直接被人體吸收，這可能是常食葡萄能令人肥健的原因。此外，它所含的多量果酸有幫助消化的作用，能健脾和胃。因此，瘦弱者常食葡萄有豐體作用。

◆紅棗

又名大棗、乾棗、美棗、大紅棗等。含有豐富的維生素C以及蛋白質、游離氨基酸、脂肪、生物鹼、皂甙、黃酮類物質、葡萄糖、果糖、蘋果酸、胡蘿蔔素、維生素B_1、維生素B_2、菸酸、鈣、磷、鐵、鉀、粗纖維等營養成分。紅棗味甘，性平，有補中益氣，養胃健脾，和血壯神，助十二經，悅色等功效。有諺語說：

「日吃大棗，肥健不老」。說明大棗是使人肥健的佳品，因此，身體瘦弱者常食大棗，具有增肌力作用和豐體功效。

◆豇豆

又名長豆、豆角、裙帶豆等。豇豆含蛋白質、卵磷脂、胡蘿蔔素、維生素B_1、維生素B_2、菸酸、維生素C、鐵、磷、鈣等營養成分，爲豆中上品。豇豆味甘，性平，有補腎生髓、健脾理中、益氣調營、養肺潤膚等功效。脾虛、食欲差及腎陽虛的體瘦之人，常服食豇豆，不但有豐肌澤膚功效，還可以調整機體臟腑功能，強身健體，使體重增加。

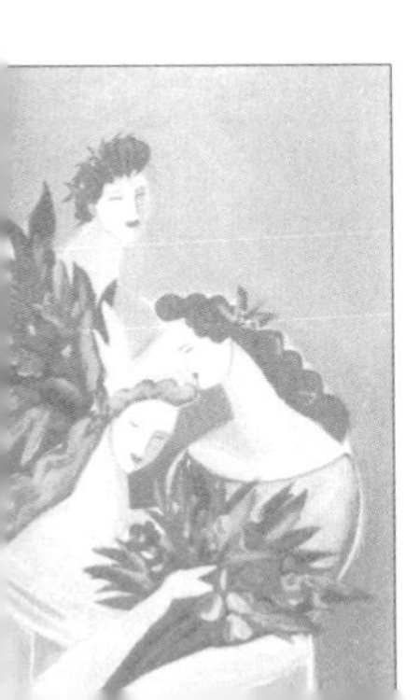

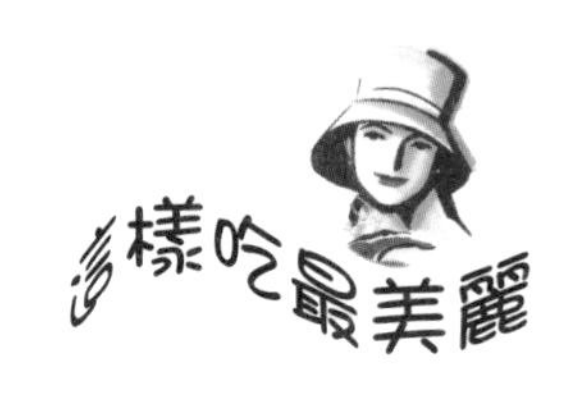

第二章　豐體與飲食

第一節　爲「伊」消得人憔悴

適宜的體重和身段是現代女性的夢想，然而並非每一位女性都能如願以償，許多消瘦的女性常常爲此百般煩惱。其實，消瘦不外乎以下的幾個原因，如果能夠找出消瘦的原因，那就能夠對症下食了。

能量攝入不足

人體是一個無比精密的儀器，它的各種器官與組織，隨時都在進行新陳代謝。爲滿足人體的各種生理活動的需要，人們每天必須攝取一定量的食物。那些保有適宜的體重和身段的女性，就是因爲她們攝入和消耗的熱量保持相對平衡的緣故。如果進食減少，食物所提供的能量就不能滿足身體的需要，不得不消耗體內貯備的脂肪和蛋白質，體重就會下降。

女性進食不足，有的是因爲她們本身就是慢性病患者，特別是胃腸道疾病患者，常伴有食欲不振、噁心、嘔吐等症狀，所以進食明顯減少；孕婦由於妊娠，體重也會在短期內下降；齲齒、缺牙和牙周病引起咀嚼困難同樣會影響進食。更有甚者，不少少女爲了追求苗條的身材，過度地節制飲食，從而導致體重明顯下降，但身體並不因此而苗條秀美，因爲她們減掉的只是皮下脂肪，致使胸部及臀部扁平乾癟，四肢肌肉鬆軟，反而失去了女性應有的曲線美。

飲食結構不合理

人類是從多種食物中獲得營養物質的，只有攝取充足而全面的營養素，人體才能達到消耗和攝入的平衡，而這些營養素中的許多並不是人體自身能夠合成的，只能從食物中獲得。如果在日常飲食中不注意各種營養物質的搭配，就不能維持人體全面吸收營養，不能進行正常的代謝。一旦營養不平衡，比如未吃或少吃了某種含必需氨基酸的食物，儘管別的氨基酸都超量進食，仍然影響蛋白質的合成

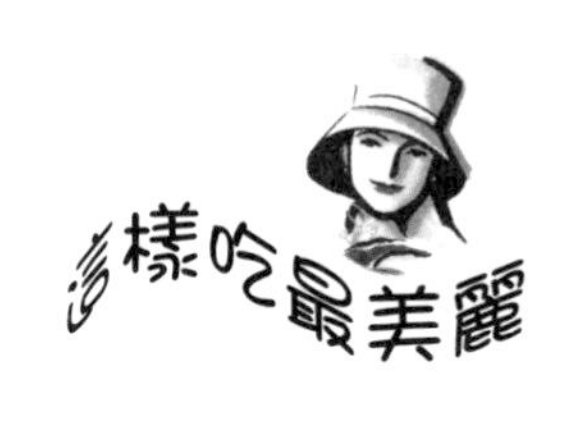

及肌肉生長，再加上飲食結構單一化、固定化和不符合人體消化吸收的特點，就容易引起女性體型消瘦。

消化、吸收功能運行不良

消化系統是人體對攝入的食物進行處理的系統。

人們吃進的食物首先會經口腔咀嚼與唾液攪拌成「食團」，隨後下行入胃，胃把「食團」磨得更細並分泌胃液消化食物，然後食物進入小腸。胰腺分泌的胰液、肝臟分泌的膽汁流入十二指腸，對食物做進一步的消化，而食物中的營養物質主要就是在小腸被吸收的。如果消化過程中的任何一個環節出了故障，都會妨礙對食物的消化、吸收。譬如慢性胃炎、慢性胰腺炎、慢性腹瀉、小腸大部切除等病人多半會引起身體消瘦。

營養消耗過多

人體消耗的營養物質過多，能量入不敷出，營養跟不上，也會導致消瘦。

在生長發育期，以及婦女妊娠、哺乳期間，人體對食物的需求一般要超過正常量的30％～50％；當女性操勞過度或是從事繁重的體力勞動之後，也會使熱量需求成倍增加；若食物的質和量不能滿足身體的需要，就會消耗體內貯備的脂肪和蛋白質，從而引起消瘦。

另外，當人發燒時，平均體溫每升高攝氏一度，基礎代謝率約增加13％，所以長期發燒的病人體重會減輕。患有各種慢性傳染病和惡性腫瘤的人，因機體分解代謝加快，並常常伴有食欲不振、進食減少，因而其體重呈漸進性下降。糖尿病人從尿中失去大量葡萄糖，腎炎病人從尿中失去大量的蛋白質，燒傷病人的創面滲出大量漿液，當這些物質大量流失時，都會引起體型消瘦。

不良的飲食習慣

對於處於亞健康狀態的常人來說，消瘦的原因多半是由於飲食習慣不良。譬如：

一、**偏食**：許多人都知道偏食對身體不利，但是她們卻很少發現這種問題。有人僅僅是由於飲食習慣或偏見，而不喜歡吃某些食物。事實上，人體對營養素的需求是多方面的，而自然界中沒有任何一種天然食物能完全滿足人類所必需的營養要求。只吃葷食，不吃蔬菜，就會出現缺少維生素和纖維素的情況，易引起壞血病、消化不良及大便不暢等症狀；不吃魚、肉、蛋、禽等富含動物性蛋白質的食物，容易發生維生素A、D、E及氨基酸缺乏症，易導致體型消瘦。

二、**吃湯泡飯或茶泡飯**：有人習慣吃湯泡飯，認爲這樣吃簡單省事，好像與吃飯時喝湯沒有什麼兩樣。不過，喝湯能增加食欲，並不影響食物的咀嚼過程；可是湯泡飯的壞處就在於它減少了咀嚼這個重要環節。一般情況下，食物在口腔裡被咀嚼研磨，唾液中不含有消化脂肪和蛋白質的酶，但含有唾液澱粉酶的食物經過上述的機械加工和初步消化後，由大塊變爲小塊，由粗變細，爲進入下一道工序——化學性消化做好了準備。習慣於吃湯泡飯的人，總是不細嚼就將湯飯一齊吞下，這不僅增加了胃的負擔，也影響了消化和營養物質的吸收。同樣的食物，細嚼慢咽時蛋白質和脂肪的吸收率爲85%和83%，而「囫圇吞棗」時的吸收率只有72%和71%。

三、三**餐湊合**：現代社會生活節奏加快，許多人都有忙不完的生意、沒完沒了的應酬，對於吃飯大事總是馬馬虎虎，有人甚至以速食麵代替正常飲食，不注意營養調配。若是長時期這樣生活，勢必會因營養不均衡或營養不足而引起體型消瘦。

第二節　豐體的飲食天規

消瘦的身體，不但能影響女性的健康，影響女性的生活，還會使臉部更易產生皺紋，這可是愛美的女性的大忌。如果能夠依照以下的幾點要求自己，均衡地進行膳食，則不僅能讓自己豐滿起來，也會使自己擁有一個比較完美的體形。

一、制定均衡的飲食規則，一日三餐的營養要均衡。飲食熱量的攝入應該是早餐、中餐、晚餐大約各占三分之一，如：早餐占30％，中餐40％，晚餐30％。使體內熱量供給勻稱。

二、三餐要定時，可以少量吃點零食，不過切忌就餐前一小時內吃零食，以免影響食欲。如無特殊的活動，晚上也不宜吃宵夜，若需吃宵夜，應選擇軟而易

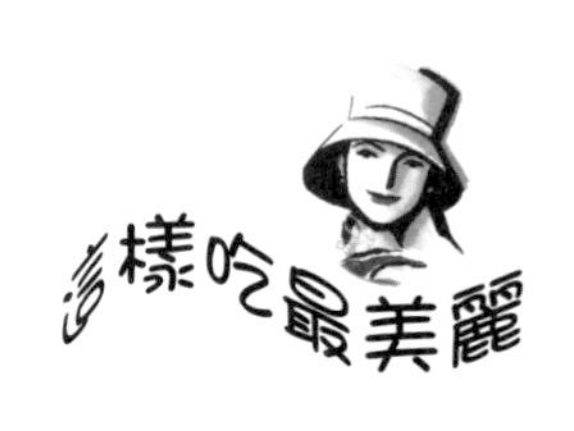

消化的食物；也可以選擇一些水果，但只能吃五分飽，以利於胃腸消化吸收。宵夜吃得太飽，而且在吃後短時間內睡覺，會影響胃腸消化吸收，增加胃腸負擔，對身體不利，不但不能增胖，反而會更瘦。

三、按所需的熱量調整食物結構，增加主食數量。應相應增加動物蛋白質，即魚、肉、禽、蛋的數量，並可多選擇含澱粉高的食物，譬如主食。

四、增加脂肪的攝入量，增加的數量要以自己的胃腸道能正常消化吸收，不致於引起腹瀉等消化不良症狀。可以適量選用動物脂肪、奶油、肥肉、肥動物皮等。

五、如果是患有胃病的消瘦者，可以適當增加餐次，採用多餐制，並在二餐之間增加點軟而易消化的食物，但數量應少，以不影響主餐食欲爲主。

六、生活要有規律，心情開朗，精神愉快，睡覺時間應睡足八小時，並適當進行健身運動，以增強胃腸道消化吸收功能。

◆推薦食品

一、毛芋頭、花生、藕、木薯、竹薯、山薯、番薯、荸薺、菱角、慈菇、果汁、果醬、蜂蜜、龍眼、荔枝、芒果、黃皮果、菠蘿蜜、香蕉等。

二、動物蛋白質，如魚、肉、禽、蛋等。

三、動物脂肪，如奶油、肥肉、肥動物皮等。

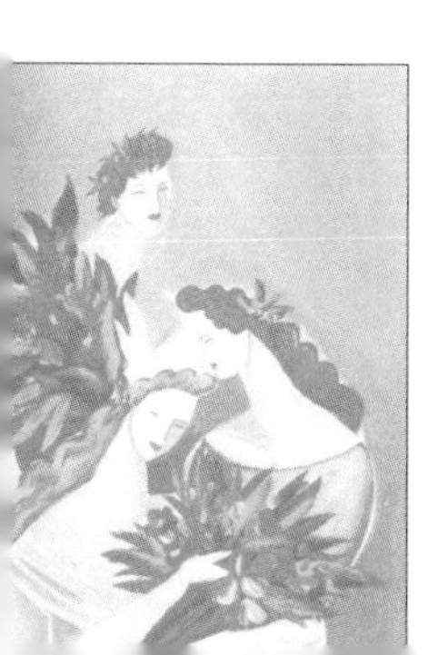

第三節　豐體的飲食調養

瘦弱的人要想打造一副完美的體態，當然不能像給豬們催熟那樣，給予某種藥品，而是應該在食物方面進行調整。只有飲食調養能讓消瘦的女性出現奇蹟。

調整女性的脾胃功能是首要任務，這樣可以促進食欲和消化吸收功能，保持供給身體充足的蛋白質和熱能。食物必須多樣化，注意均衡搭配，在食物中，動物蛋白質和豆類要占蛋白質總量的三分之一～二分之一。而且，我們在烹調加工時，應注意食物的色、香、味，以刺激消瘦女性的食欲。同時，肉類食品要做得軟爛，最好以蒸爲主。平時儘量少吃煎炸食品和不易消化的食品。

老人們說「瘦人多火」，其實那是虛火上浮。所以，消瘦的女性朋友的膳食應以滋陰清熱爲主，日常飲食中除選用含動物性蛋白質豐富的食物外，可以適量吃些豆製品、赤豆、薏苡仁、百合、蔬菜和瓜果等。其他偏於涼性的食物，可以根據個人口味適量選食。應少食燥熱及辛辣食品，酸冷食物也應少吃。

由於身體瘦弱的女性，大多有體內熱量不足、缺乏耐力、腸胃功能較差等症狀，所以不能僅採取單一的方式豐體美身，而應採用藥療、體療、食療等方法進行綜合調理。

在飲食方面要注意少食多餐，一次進餐量不宜過多，否則消化吸收不了，餐次間隔不能過長，過長則食物營養供不應求，難以達到增加體重的效果，譬如每天可進食五～六餐，不能再多。同時，可以燒製一些鮮湯供這些女性食用，因為鮮美的湯類有助於刺激食欲和補充營養。

對脾胃功能較弱者，除了做到上面所說的外，還要不偏食、不暴飲暴食，並適量多吃些具有補脾健胃功能的食物，而少吃含纖維較多和不易消化的食物，如韭菜、芹菜及高脂肪食物。

身體瘦弱的女性在進行健身時，一定要注意不能過於勞累，運動量要適中。因為如果運動過量，機體就會消耗較多的能量，不能達到增重的目的；而運動量不足，又會影響食欲和消化吸收。所以，一定要根據個人的體質情況，制訂相對的健身計畫，持續鍛鍊，以提高機體抵抗力。

在增加體重的同時，保證充足的睡眠是非常必要的，睡前可喝一杯加糖的牛

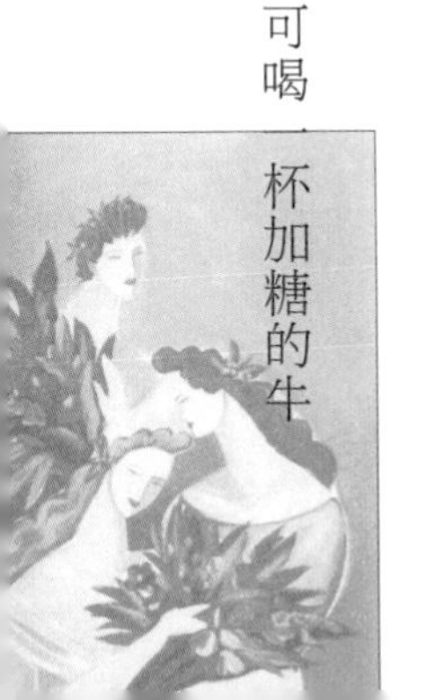

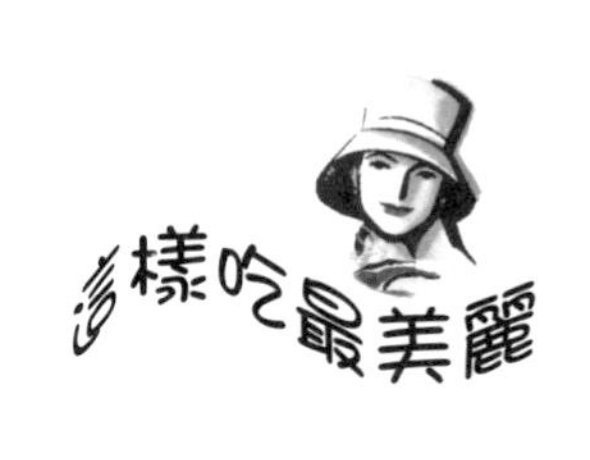

奶或喝一碗溫熱的小米粥有助於催眠。如果睡眠充足，人體代謝率就會降低，體內蛋白質和脂肪的合成增加，有利於增加體重。

在二十一世紀以前，許多人因爲錯誤的審美觀念，總認爲瘦比胖好，認爲瘦是骨感，從而盲目節食減肥，以致造成體內代謝失調及胃腸功能紊亂，甚至導致厭食症。所以，爲了保持和獲得健康健美的身材，養成良好的飲食習慣非常必要，以保持身體所需的各種營養成分的供給充足和均衡搭配。

除此之外，樂觀的情緒和愉快的心境對需要增重的女性也是非常重要的。俗話說得好：「心寬體胖」。擁有一份良好的心態是不愁沒有一個健康美麗的身體的。

推薦食品

一、**含動物性蛋白質豐富的食物**：禽肉、畜肉、蛋類、奶類、魚類等。

二、**偏於涼性的食物**：黑木耳、白木耳、蘑菇、苦瓜、芹菜、花生、核桃、芝麻、綠豆、甲魚、鰻魚、泥鰍、鴨肉、西瓜、梨等。

三、**具有補脾健胃功能的食物**：蓮子、山藥、扁豆、紫米、苡仁、紅棗、蜂蜜、鯽魚、豬肚等。

忌食食品

一、**偏酸冷的食物**：酸梅、山楂、檸檬、橘子、醋、生菜等。
二、**燥熱及辛辣食品**：辣椒、薑、蒜、蔥及蝦、蟹等助火散氣的食物。

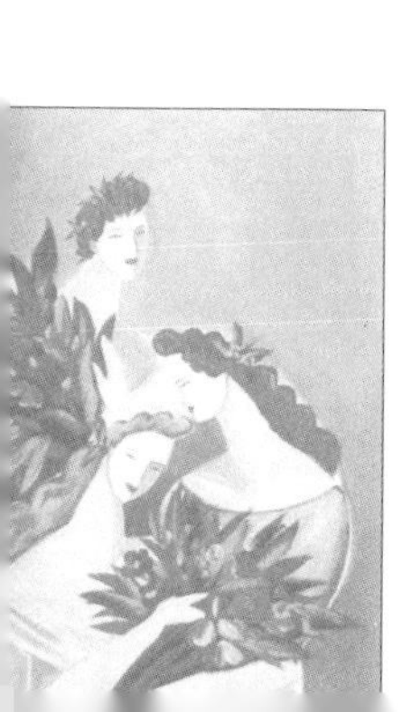

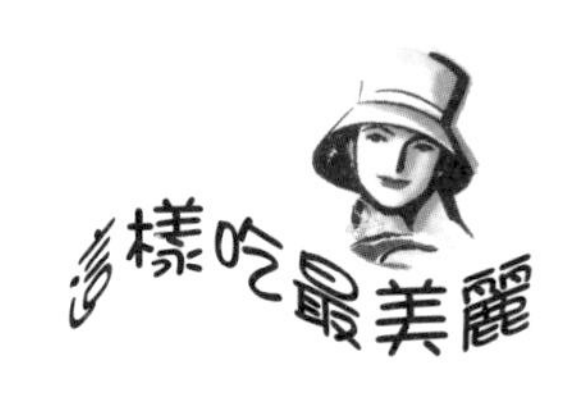

第四節　均衡膳食塑造完美體型

在體型枯瘦的女性中，皮膚白皙的不多，很多人都是皮膚黃黑，早生皺摺，肌肉纖弱，給人一種弱不禁風的感覺。其實，看上去是如此，事實上也是如此。消瘦的女性的身體本來就不健康，當然就不用奢談美麗了。

如果她們想健壯起來，消除皮膚皺摺，改變肌肉纖弱的形象，變得豐滿而勻稱、結實而健美，那麼最關鍵的一點就是日常的飲食要講究科學，要做到均衡膳食，使飲食中所含的營養素種類齊全、數量充足、比例適當；不含對人體有害的物質；食品易於消化，能增進食欲；消瘦的女性攝入的能量必須大於消耗的能量。

要做到這些並不困難，只需遵循以下幾點就行了。

食品種類必須豐富多樣，才能保持全面營養素。古人曾說：「五穀爲養，五果爲助，五畜爲益，五菜爲充。」這充分說明了不同的食物擁有各自的營養作用，這也是符合現代營養科學的。要知道，我們人體需要的營養素有幾十種，沒有任何一種食物能獨自承擔起這副重任，單獨滿足這種需要，所以只進食單一的食物只會造成營養不良。

食品粗細搭配要均衡

二次大戰後的一段時間，許多人以爲食品越精細越好，於是米要輾過多次的精米，麵要篩過多遍的精粉，菜要鮮嫩的中心部分。但他們卻不知道，許多穀物加工得越精，損失掉的營養越多。科學分析證明，稻、麥類作物中的維生素、礦物質主要含在皮殼中，而在蔬菜中，葉子和根含營養素往往比較豐富，那種精挑細選的結果既浪費，也不能使身體得到均衡的營養。

要調劑好食物的色、香、味、形，消瘦的女性們往往有厭食的情緒，爲了刺激她們的食欲，在平常的食物烹調要注意食物的色、香、味、形的搭配，要儘量做到讓她們看了就喜歡，喜歡了就愛吃。雖然如此，但那些油炸、煎炒和辛辣、酸、冷等不易消化吸收的食物還是要少吃，尤其是芳香、燥熱、辛辣的食物，如檸檬、酸梅、辣椒、泡菜、薑、蒜、蔥，以及蝦、蟹等助火散氣的食物，更應儘量少吃或不吃。

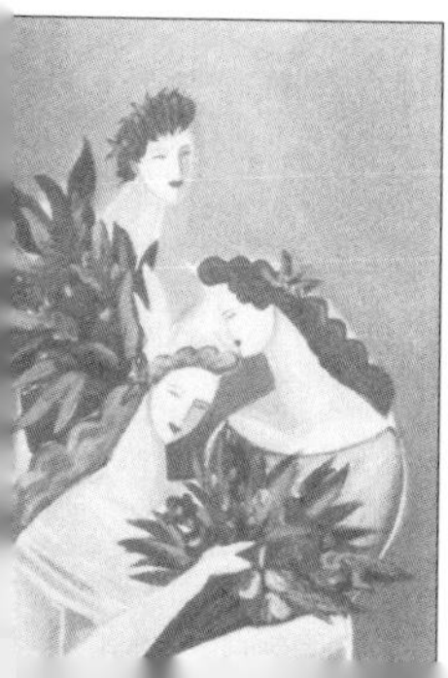

一天中食物攝入量要均衡

對於消瘦的女性來說，達到豐腴健美理想的飲食結構百分比應是：蛋白質占總量的15％～18％，脂肪占總量的20％～30％，碳水化合物占總量的55％～60％。

在一天中，消瘦的女性應每日進食四～五餐。其中，早餐應占全天總熱能的25％～30％，午餐應占全天總熱能的30％～35％，晚餐應占全天總熱能的25％～30％，加餐應占全天總熱能的5％～10％。

總之，透過以上方法，進行科學均衡的膳食結構與調養，攝入豐富的營養物質，將有助於消瘦的女性在較短的時間內達到豐腴健美的目的。

第五節　如何在冬季進行食補豐體？

如果妳熟悉動物界的情形，那麼妳就一定知道冬天的熊是最肥壯的，冬天的魚啊！羊啊！也是最肥美的，在魚肚子裡還塞滿了紅黃色的魚卵。其實人也是如此，還沒到冬天，人體系統就開始爲越冬儲藏營養。所以，人在冬天容易長胖，冬天成爲人們最佳的增重時節。

另一方面，冬季氣候寒冷，大多數人的活動受到限制，體內熱量的消耗也因此減少，很容易造成營養過剩，從而使體內的脂肪增加；同時，人體在冬季出汗較少，而消化液分泌增加，胃腸功能總是處於最佳狀態，食欲很好，消化吸收能力是一年中最強的。所以，人們飲食中的「肥甘厚味」容易轉變成人體脂肪；冬季寒冷的刺激，同樣會反射性地引起人體皮下脂肪的增加，因爲人類抵禦寒冷的天然屏障就是脂肪。所有這些內外環境因素都爲消瘦的女性冬季增重長壯創造了良好的條件。

擁有這麼多良好的條件，那麼只要消瘦的女性能在冬季積極鍛鍊，並且注意

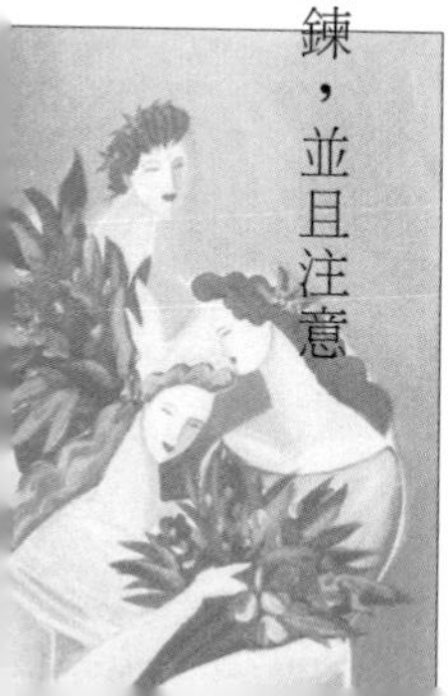

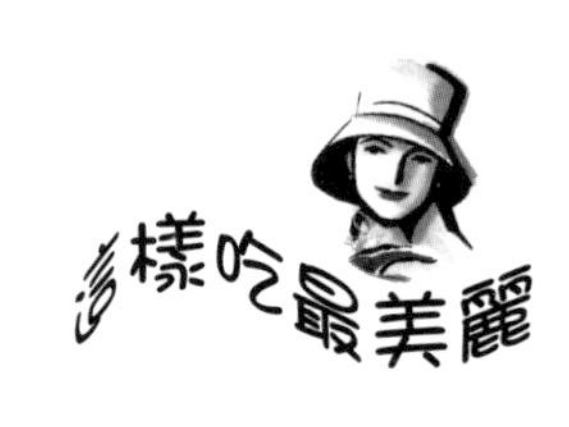

飲食調理，達到豐體的效果並不是件難事。

想要在冬季豐體的消瘦女性，在進行飲食調理的時候需特別注意以下方法：

一、加大熱能的攝入

這是消瘦者豐腴健美的物質基礎。因爲，在冬季寒冷的刺激下，人體內的甲狀腺素、腎上腺素、去甲腎上腺素等分泌增加，體型瘦者的反應更爲強烈。激素分泌增加的結果會促進和加速熱能的分解，以適應機體禦寒的熱量需要。而消瘦者體內熱能儲備較少，所需的熱能源大多要靠食物攝入。因此，消瘦的女性必須比普通人攝取更多的熱能，才能有多餘的熱能轉變成體脂。

二、增加能提高禦寒、抗病能力的營養素攝入量

消瘦的女性比一般人更怕冷，其禦寒能力、抗病能力低下，如果不注意增加這類營養素的攝入，機體就會處於寒冷侵襲、病魔纏擾的被動局面之中，單純攝入熱量營養素是遠遠不夠的。

日常生活中，能增強禦寒和抗病能的的營養素，大致有以下幾種：

蛋白質：如瘦肉、雞蛋、魚類、乳類及豆製品等，這些食物不僅易於消化吸收，而且富含必需氨基酸，尤其是蛋氨酸，對增強人體耐寒能力有較大的影響。另外，優質蛋白質的攝入還會提高人體的抗病能力。

無機鹽：某些礦物質是機體禦寒不可缺少的物質，如鈣在體內能直接影響人體的心肌、血管和肌肉的伸縮性和興奮性，進而影響人體的耐寒能力。鈉、鉀、鐵等，也是消瘦的女性在冬季容易缺乏的。因爲冬季人體的應激反應使得排尿增多，這些無機鹽也隨尿液排出，基本上也降低了人的禦寒能力。醫學家研究發現，女性所以比男性更怕冷，就因爲其在月經期流失了過多的鐵；鈉由細胞內轉出細胞外時，需要ATP水解，這也是產熱過程，如果體內缺鈉，就會使體內產熱減少，降低人體禦寒能力。因此，體型消瘦的女性應注意多攝取富含鈣、鐵、鈉等礦物質的食物，如蝦米、蝦皮、動物內臟、骨頭湯等都是上佳之選。

富含維生素的食物：由於寒冷刺激，體型消瘦的女性需要耗用更多的熱量，這種氧化過程需要大量的維生素參加，如維生素A在人體氧化磷酸化釋能過程中扮演很重要的角色；維生素C可以提高人體對低溫的適應能力，特別是能使急性低溫暴露耐受性增強；而且，寒冷時人體維生素B_1、B_2及尼克酸貯量也降低，因

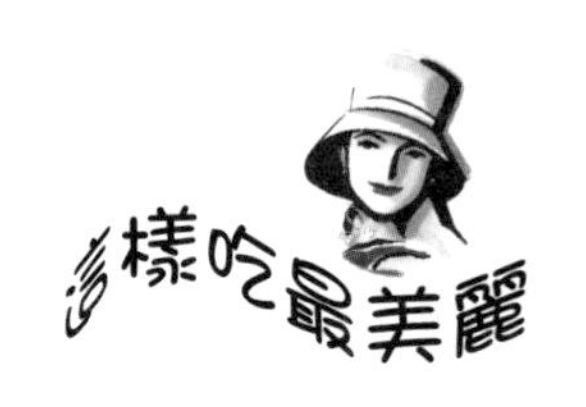

此，要想提高體型消瘦的女性的耐寒能力，還必須增加富含維生素食物的攝入量，如動物內臟、魚類、乳類、蛋黃、新鮮的蔬菜、水果等。

此外，冬季蔬菜品種較少，是一年中的淡季，人們攝入的維生素相對較少，爲了補充體內維生素的不足，可以人爲補充維生素製劑，但是必須注意酸鹼食物的搭配。

綜上所述，女性體型消瘦並不可怕，只要她們能在冬季科學、均衡地安排飲食，不僅能增強耐寒能力和抗病能力，還能增重長壯，豐腴健美，達到豐體的目的。

第三章　窈窕淑女豐體方

◆枸杞百合糯米粥

原料：枸杞子二十克，百合、紅糖各三十克，糯米一百克。

製法：洗淨枸杞子；百合去尖，洗淨；糯米淘洗乾淨，放入沙鍋中，加入百合與枸杞子，加適量清水，文火煨粥，粥成時加入紅糖，拌勻。

服法：每日一劑，可分餐食用。

功效：清心安神，潤肺止咳，豐肌澤膚，烏髮固齒，滋補肝腎。發枯膚黑者，身體虛者，神經衰弱、頭目暈眩者，身體消瘦者可長期服用此粥。

◆桃仁腰花

原料：雞蛋清二個，豬腰五百克，核桃仁七十克，生薑、蔥各十五克，料酒、麻油各二十五克，鹽三克，乾豆粉五十克，菜油七百五十克（實耗五十克）。

製法：將豬腰洗淨切三塊；核桃仁用水泡漲，剝去外皮，用刀切成桃仁丁；生薑切片，蔥切段；腰片用料酒、精鹽、薑片、蔥段拌勻；將乾豆粉用蛋清調勻待用。鍋入菜油，待油溫至六成熱時，將核桃仁丁擺在腰花上，裹上蛋清豆粉下鍋炸成淺黃色撈出。待全部炸完後，待油溫上升至八成熱時，再將腰塊全部放入油鍋內炸成金黃色，瀝去油，淋入麻油即成。

服法：隨餐食用。

功效：補肺腎，定虛喘。消瘦女性常食能使體態豐滿。

◆蓮子豬肚

原料：豬肚一個，蓮子四十粒，香油、蔥、薑、蒜、鹽各適量。

製法：將豬肚洗淨；蓮子水發去心，裝入豬肚內，用線縫合，放鍋內加水燉至熟。熟後待涼，將豬肚切成細絲，與蓮子共置盤中加香油、食鹽、蔥、生薑、蒜各適量拌勻即可。

服法：佐餐食用。

滿。

功效：健脾胃，補虛益氣。形體消瘦女性經常食用，能增強體質，使肌肉豐

◆大豆丸

原料：大豆二千五百克，豬油適量。

製法：將大豆炒成焦黃色，搗成細末，以豬油煉膏和丸，梧桐子大。

服法：每日服五十～一百丸，溫黃酒送服。

功效：漂亮肌膚，助長肌肉。適用於身體消瘦、病態「苗條」之女性。

◆淡菜羹

原料：淡菜、紫菜各適量。

製法：將淡菜和紫菜各適量一同燉食。

服法：每晚食一湯碗。

功效：能夠滋陰潛陽，適用於甲狀腺功能亢進引起的消瘦。

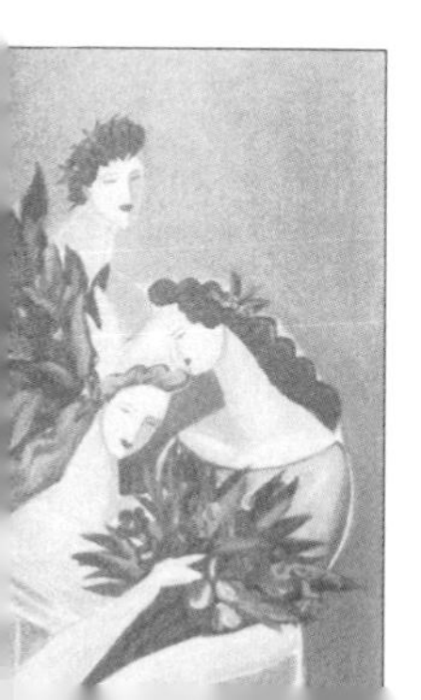

第六篇
淑女苗條坊

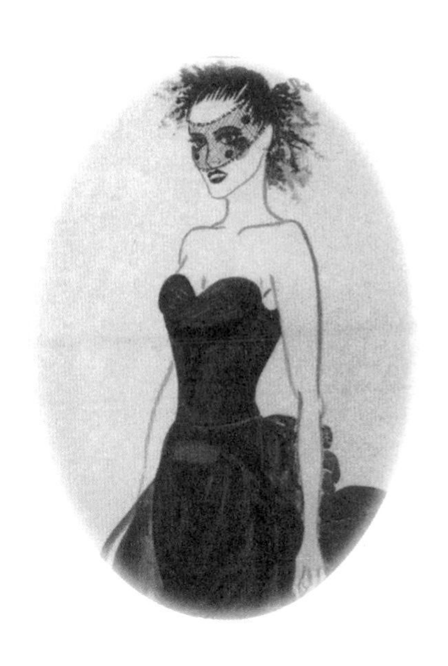

曾經無數次有人問我：「究竟怎樣才能減肥？」對於這樣的問題，我總是無言以對，減肥的方法多的是，可是很少有人能夠持之以恒，最終減肥一事不了了之，減掉的肉又原封不動地回到了身上，甚至有增無減。

事實就是這樣，有不少超胖的女性每天都在高喊：「我要減肥！我要減肥！」可是她們的減肥卻大多是像溜溜球，一上一下，很快就彈回去了。減肥是需要毅力的，就如同人生一樣，沒有毅力任何人都將一事無成。

除此之外，既然要減肥，當然就得找出必須減肥的原因，給出一個理由。如果本人身體健康，僅僅是爲了想穿小一號的衣服而減肥，這種理由就太過於牽強了，減肥必定會失敗的。

所以，減肥一定得有很重要、很嚴重的原因，才能戰勝「食欲」這個頑強的欲望，必須是妳透過減肥能達到健康美麗的目的。

健康人是大可不必減肥的。

第一章　給出一個減肥的理由

在現代社會，肥胖是一種世界性的慢性病，譬如在美國，肥胖者就大有人在，在東亞，也出現了越來越多的小胖子，每年患病人數都在以200％的速度增長，肥胖已經對人類健康構成了極大威脅。

然而，肥胖病的起因卻相當複雜，既有明顯的生物學原因，也有心理和社會因素方面的原因。而這些原因之間又密切相關，互爲因果。所以，即使控制了飲食，如果忽視了其他因素，還是仍有可能發胖。

總而言之，肥胖是以下的幾種原因促成的。

一、遺傳因素

人類肥胖的遺傳因素在發病中包括兩個方面：其一爲多種先天性異常綜合症可伴有肥胖；其二是遺傳因素影響機體能量平衡機制所引起的肥胖。

事實上，有許多資料都表明肥胖與遺傳有關，譬如，對蒙古人種的研究中，

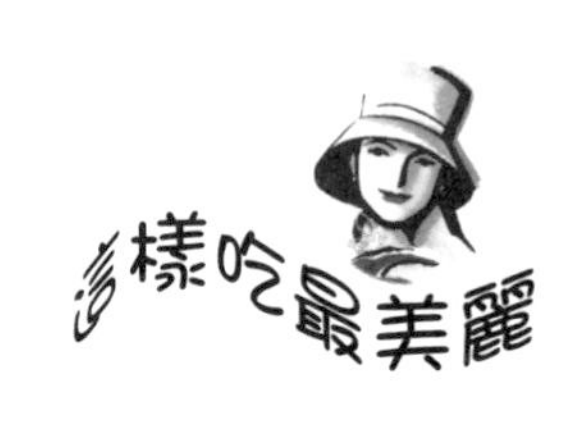

科學家就發現，雙親單方肥胖，其子女肥胖率爲15.23%，家族其他成員，如祖父母肥胖，其孫子、孫女肥胖率爲9.55%，這種肥胖稱爲體質性肥胖，體質性肥胖是由於機體脂肪細胞數目增多造成的。所以，很多肥胖病都顯示出家族性的特徵。

二、體內代謝及內分泌失調

最新的研究發現，肥胖人體內的代謝與體重正常者相比，存在著明顯差別。在同樣的飲食條件下，肥胖人進食後，食物特殊動力作用比瘦子低，合成代謝也比正常人亢進。肥胖人在休息、站立或散步所消耗的熱能也低於正常體重者。在不運動的狀態下，肥胖人對寒冷的反應不如瘦子敏感，同處於低溫環境中時，體重正常者耗氧量可增加35%，而胖人只增加11%。

這是因爲肥胖人的血液中促甲狀腺激素（TSH）濃度下降，基礎代謝率低於正常人，肥胖人的物質代謝與內分泌功能也發生了改變，而激素是調節脂肪代謝的重要因素，尤其是甘油三酯的分解、合成與利用受激素影響更大。

典型的例子就是，肥胖人空腹時，游離脂肪酸濃度升高，甘油三酯、膽固醇含量增加，脂肪代謝紊亂，生長激素分泌下降，這使肥胖人體脂的消耗減低，空腹胰島素水平卻偏高，不但能促進脂肪合成，而且可誘發低血糖、增加饑餓感，使肥胖人多吃，從而致胖，形成惡性循環。此外，內分泌機能異常及神經精神系統機能紊亂，也會嚴重影響他們的食欲和進食習慣。

食欲的信號是由大腦皮層發出的，當大腦皮層機能失常時，脂肪及糖中間代謝受影響造成體內脂肪大量增加，從而導致肥胖。

三、飲食方式和生活習慣不良

有的肥胖病與進食過量、進食速度過快、喜吃甜食和油膩食物及嗜酒等因素有不解之緣。

熱量過剩，營養不平衡，缺乏體力活動，飲食過量和年齡增長引發代謝減慢時，患者的食量未做調整，使熱量攝入過多，而將體內剩餘的熱能轉化成體脂，貯存在脂肪細胞內，促使脂肪細胞肥大，長久下去，脂肪大量堆積在身體裡，就會導致肥胖。

同時，肥胖人又不愛活動，熱能消耗太少，多食少動也是造成肥胖的原因之一。

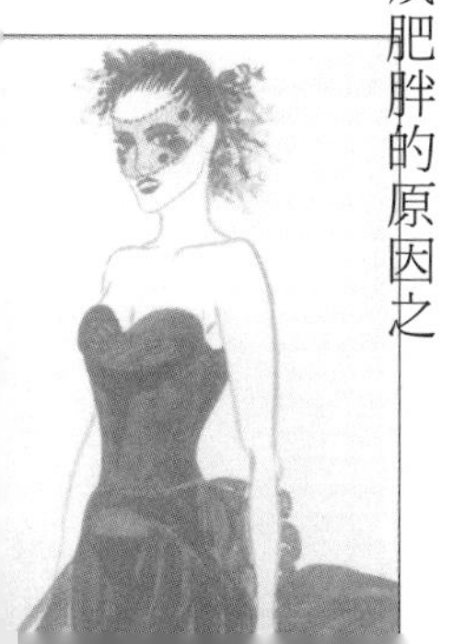

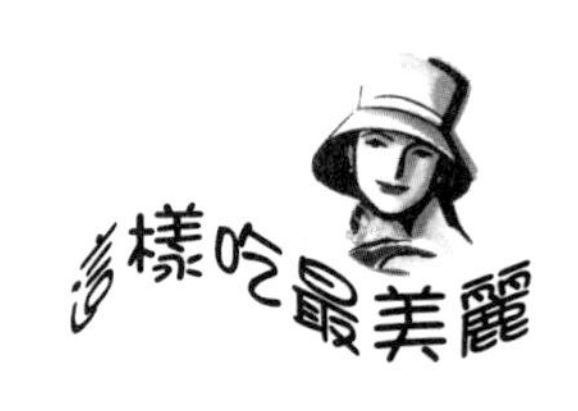

四、精神因素的影響

有不少人以吃爲一種樂趣，高興時狂吃，以示慶賀；生氣時要吃，以圖發泄；孤獨煩悶時還要以吃來解悶；而在精神有壓力時，如親屬、親人死亡、喪偶、離異、工作不如意時，他們還以吃食物來解除精神緊張、煩惱、挫折、厭煩等，從吃中取得心理上的安慰和補償。

以上的種種吃法，勢必導致飲食過量，從而引發肥胖。

由此可見，引起肥胖的因素很多，減肥防胖不會有什麼減肥的靈丹妙藥。重要的是根據個人的身體情況，在醫生的指導下採取綜合性的減肥措施，進行科學減肥。

第二章　具有瘦身作用的食物

◆冬瓜

冬瓜自古被稱為減肥妙品，具有較高的營養價値。每一百克冬瓜肉中含蛋白質〇・四克，碳類一・九克，鈣十九毫克，磷十二毫克，鐵〇・二毫克及多種維生素，其中，特別是維生素C的含量較高，每一百克含有十八毫克，為番茄的一・二倍。冬瓜中還含有丙醇二酸，對防止人體發胖、增進形體健美有重要作用。

現代醫學研究認為，冬瓜與其他蔬菜不同的是，它不含脂肪，含鈉量極低，有利尿排濕的功效。所以，常吃冬瓜有明顯的減肥輕身作用，對腎炎水腫者有消腫作用，也是糖尿病及高血壓患者的理想佳蔬。

◆黃瓜

原名胡瓜，原產於印度，西漢張騫出使西域時把它引入中國。

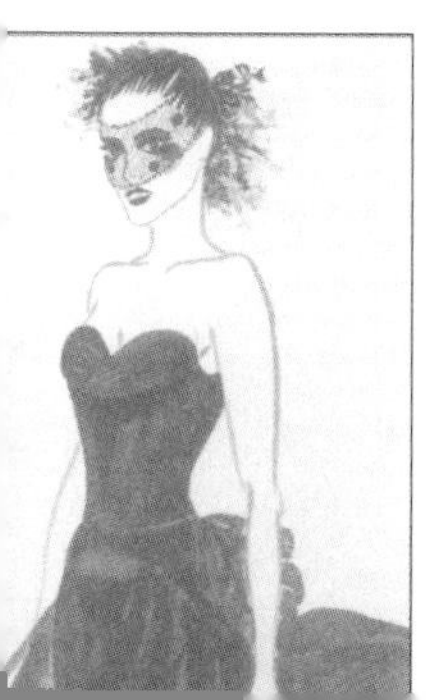

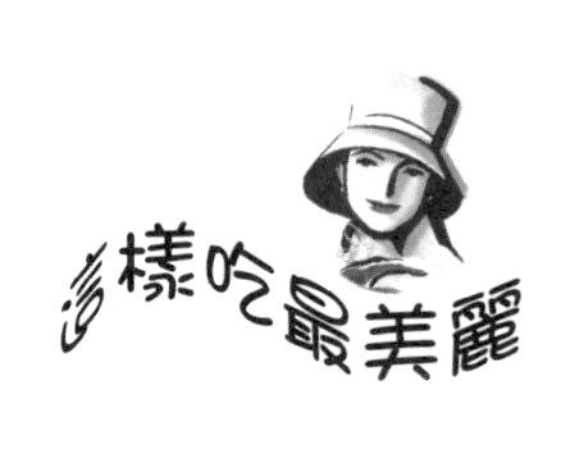

黃瓜肉質脆嫩，汁多味甘，生食生津解渴，且有特殊芳香。據分析，黃瓜含水分爲98%，並含有少量的維生素C、胡蘿蔔素、蛋白質、鈣、磷、鐵等人體必需的營養素。

黃瓜用作「減肥美容的佳品」，長久以來一直受到人們的青睞。這是因爲鮮黃瓜中含有一種叫丙醇二酸的物質，它有抑制糖類轉化爲脂肪的作用，所以，多吃黃瓜有減肥作用。

◆竹筍

竹筍，自古被視爲「菜中珍品」，所以有人稱：「寧可食無肉，不可居無竹。」清代文人李笠翁更是把竹筍譽爲「蔬菜中第一品」。

據分析，每一百克冬筍含蛋白質二・六克，脂肪○・二克，碳水化合物一・八克，鈣九毫克，磷二百二十二毫克，並含有維生素B_1、維生素B_2、維生素C及胡蘿蔔素等多種維生素。竹筍中所含的蛋白質比較豐富，人體所需的賴氨酸、色氨酸、蘇氨酸、苯丙氨酸、谷氨酸、胱氨酸等，都能在它裡面找到。另外，竹筍具有低脂肪、低糖、高纖維素等特點，食用竹筍，能促進腸道蠕動，幫助消化，促進排便，是理想的減肥佳蔬。

竹筍既是「山珍」，在吃法上當然也不同於一般蔬菜。加工時儘量不用刀削，因竹筍肉一遇鐵往往會變硬、變老，存放時不宜去殼，以防失去清香的風味。另外，竹筍性屬寒涼，又含較多的粗纖維和難容性草酸鈣，所以患有胃潰瘍、胃出血、腎炎、尿結石、肝硬化或慢性腸炎的人，應愼食。

◆羅漢果

爲葫蘆科多年生宿根草質藤本植物羅漢果的果實。羅漢果可鮮吃，也可烘乾保存，是一種風味獨特的乾果。羅漢果含豐富的維生素C以及糖甙、果糖、葡萄糖、蛋白質、脂類等。

中醫認爲，羅漢果甘、酸，性涼，有清熱涼血、生津止咳、滑腸排毒、嫩膚益色、潤肺化痰等功效，可用於益壽延年、駐顏悅色及治療痰熱咳嗽、咽喉腫痛、大便秘結、消渴煩躁諸症。現代醫藥學研究則發現，羅漢果含有豐富的糖甙，這種糖?的甜度是蔗糖甜度的三百倍，具有降血糖作用，可以用來輔助治療糖尿病；

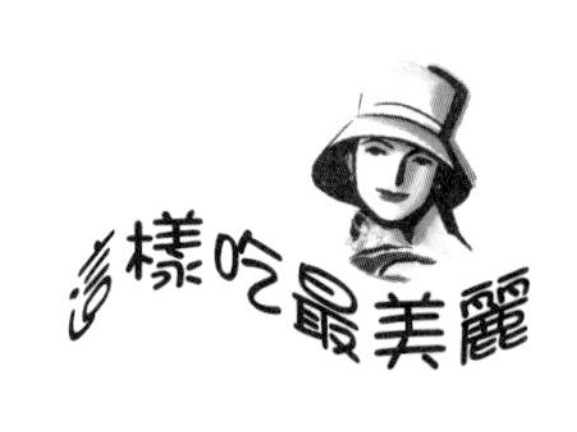

含豐富的維生素C，有抗衰老、抗癌及益膚美容作用；有降血脂及減肥作用，可輔助治療高脂血症，改善肥胖者的症狀。

◆柚子

又名朱欒、雷柚、氣柑、文旦。新鮮柚子含類胰島素、柚皮甙、新橙皮甙、揮發油、維生素B_1、維生素B_2、菸酸、維生素C、果糖、葡萄糖、蛋白質、脂類、鐵、鈣、磷及粗纖維等成分。

柚子味甘、酸，性寒，有健胃化食、下氣消痰、輕身悅色等功用。因爲柚肉中含有非常豐富的維生素C以及類胰島素等成分，所以有降血糖、降血脂、減肥、美膚養容等功效。經常食用，對高血壓、糖尿病、血管硬化等疾病有輔助治療作用，對肥胖者還有健體養顏功能。

◆菱角

古時叫「菱」，又稱水栗子，距今已有三千多年的栽培歷史。菱角可糧可果，含有豐富的澱粉、蛋白質、葡萄糖、脂肪和多種維生素，如維生素B_1、維生素B_2、維生素C、胡蘿蔔素及鈣、磷、鐵等，其營養價值可與其他堅果媲美。菱角的肉厚而味甘香，鮮老皆宜，生熟皆佳，不亞於板栗，生食可當水果，熟食可代糧。久服菱角可以輕身，減肥健美。

◆山藥

山藥又叫薯芋、薯藥。已有三千多年食用歷史，自古以來，它就被譽爲補虛佳品，備受稱讚。山藥含有豐富的澱粉、蛋白質、無機鹽和多種維生素（如維生素B_1、維生素B_2、菸酸、抗壞血酸、胡蘿蔔素）等營養物質，還含有多量纖維素以及膽鹼、粘液質等成分。山藥最大的特點是能夠供給人體大量的粘液蛋白。這是一種多糖蛋白質，對人體有特殊的保健作用，能預防心血管系統的脂肪沈積，保持血管的彈性，防止動脈粥樣硬化過早發生，減少皮下脂肪沈積，避免肥胖。

所以，山藥是一種非常理想的減肥健美食品。欲減肥者可以把山藥作爲主食，這樣既可避免因節食對人體功能造成不良影響，又利於減肥目的。

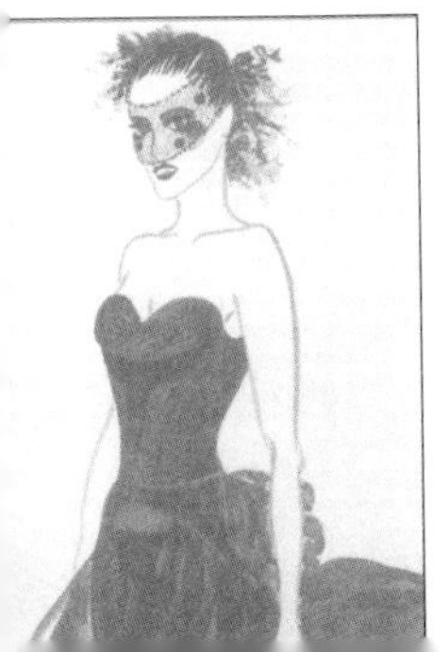

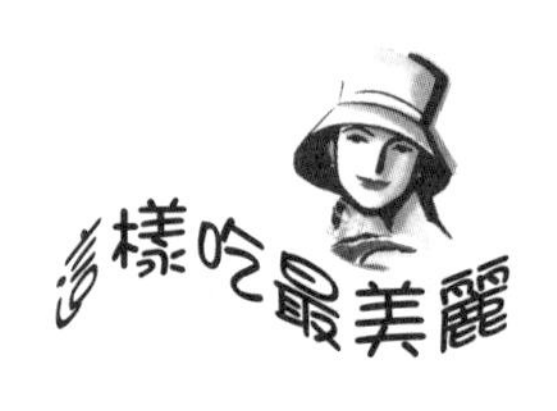

第三章　瘦身與飲食

第一節　瘦身美體的八大天規

肥胖一直都是女性美與健康的大敵。儘管飲食並不是造成肥胖的唯一原因，而減肥防胖的方法也不僅僅限於節制飲食一種，控制飲食仍然是治療各種肥胖症的基礎，也是防胖的前提條件。所以，改變肥胖女性的飲食習慣與方式才能防止營養過剩，杜絕肥胖。

肥胖女性應從以下方面下功夫：

一、減少含熱量高的食物的進食

減少熱量的攝入，可以促進機體貯存的體脂燃燒，以達到減肥的目的。因爲體內產生熱量的營養素有碳水化合物、脂肪、蛋白質三類，而脂肪的產熱量最高，一克脂肪可產熱量九千卡。隨著生活水平的提高，人們脂肪攝入量還在日漸增多。

肥胖女性應以低熱量、高蛋白、低碳水化合物食物爲主要食物。減少含脂肪多的如肥肉、油炸食品、奶油、全脂牛奶等食物的攝入。

二、**蛋白質的充分攝入**

肥胖女性在利用飲食進行減肥期間，迫使機體盡可能多地消耗脂肪，然而，機體的功能性組織和儲備蛋白質也會同時被消耗掉。如果飲食中沒有供給充足的蛋白質，機體抵抗力就會下降，容易患病。因此，減肥期間必須提高蛋白質的質量和數量，應選擇脂肪含量低的肉類，如兔肉、魚肉、家禽肉和適量的瘦豬肉、牛肉、羊肉及動物內臟，並多吃豆製品。

三、**保證攝入足量的蔬菜和水果**

蔬菜和水果含熱量較低，是肥胖女性的理想食物。尤其是新鮮蔬菜和水果，不僅熱量低，而且富含維生素和纖維素，纖維素的適量攝入可避免因熱量減少而發生的便秘。另外，可多吃粗糧、豆類及海洋蔬菜如海帶、海藻等。還有一些能吸收大量水分，卻又不產熱或熱量低，能給人以飽腹感的食物，如瓊脂、山藥等，當然進食這類食物時應配合維生素製劑的攝入。

四、一日三餐定時定量

肥胖女性往往食欲很好，所以防止她們飲食過量是首要的前提。不能一有饑餓感就吃，一吃就要吃飽，即使是健康人，也最好吃到七分飽。所以，一日三餐定時定量，以及自我控制是防止飲食過量的有效辦法。

每餐定量需根據個人的情況而定，一旦確定後即應嚴格執行。執行一段時間後再看效果如何，根據進展調整每餐的飲食量，但不能自行隨意改變。

五、晚餐要少，忌吃宵夜

俗話說「早餐吃得飽，午餐吃得好，晚餐吃得少」，對於健康人是這樣，對於肥胖女性也是如此，對她們來說「晚餐吃得少」更爲重要。如果晚餐吃得過飽，或者夜間吃宵夜，能量不能完全消耗，就會在體內皮下脂肪中儲存起來導致發胖。

六、少吃零食

吃零食是女孩子的天性，許多女性對自己一日三餐的飯量控制得非常嚴格，但對於吃零食卻隨心所欲，結果不少人都成了小胖妹。

吃零食雖然食物量很少，但更容易使人發胖。譬如，妳和朋友聊天時隨便吃點花生，而兩把花生就有八百零五千卡的熱量呢！幾乎等於三碗飯。因此，要想瘦身，就得有抵禦美食誘惑的毅力，不再吃零食。

七、飲食要清淡

食鹽能儲留水分，使體重增加，應限制食鹽的用量。另外，烹調菜肴時還要控制用油量，烹調每日用油二十克以下，少吃動物油。一個明顯的例子就是，雖然一個水煮雞蛋熱量只有八十千卡，但如果用油煎成荷包蛋，熱量就可增加到一百七十千卡。

八、控制進食速度

進食速度過快往往也是許多女性發胖的一個原因。如果放慢進食速度，就可以使血糖上升，並透過神經反射及時出現飽腹感，從而控制自己食欲。而且，女性進食本來就應該溫文爾雅。另外，與人共餐時，控制進食速度，還可避免因出於禮貌不便過早退席而導致的飲食過量。

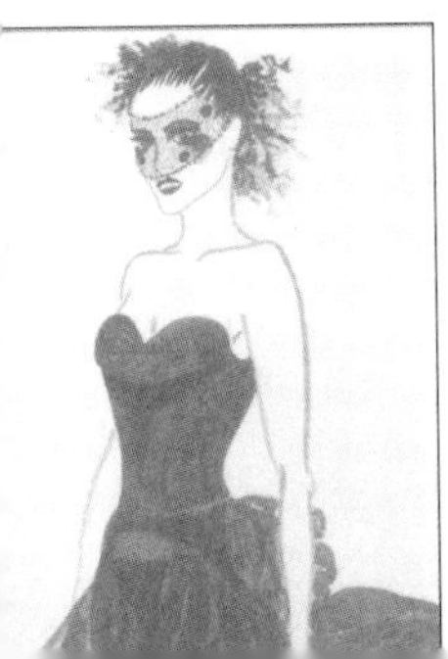

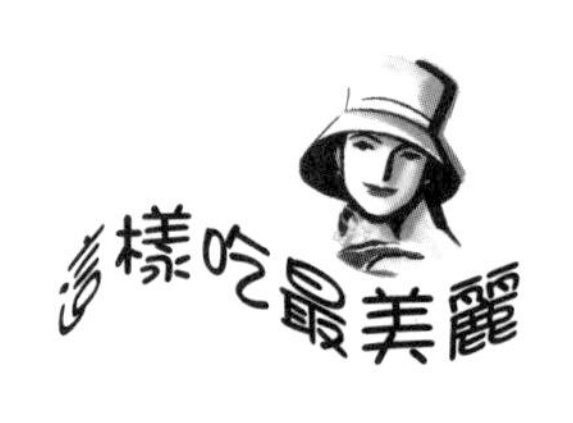

第二節　肥胖女性如何調配飲食？

肥胖女性在進行調養時要注意以下規則：

一、每天總熱量攝入不宜少於一千二百千卡。

二、應廣泛攝取各種食物，種類要經常變化，養成不偏食習慣。不要採取禁食某一種食品的減肥方法。

三、不要因爲貪嘴而破壞飲食瘦身計畫。

四、忌喝果汁，儘量食用新鮮水果、蔬菜，因其富含纖維素，既可增加飽腹感，又可防止便秘。

五、口味不能太鹹，以免體內滯留過多水分。

六、以蒸、煮、烤、燉等少油烹調法爲宜。炒菜用的油，必須按計畫中規定的量，不宜吃油炸食物及喝肉湯。

七、增加飲食中纖維素含量，多食糙米、胚芽米、麩皮麵包及纖維素多的蔬菜、水果等食物。

八、用餐採用分食方法，以便正確控制分量。

推薦食品

一、清茶、淡咖啡（不加糖、奶精）、檸檬、泡菜、酸黃瓜、辣椒、胡椒、五香粉、醋。

二、燕麥、蕎麥、玉米、紅薯、糙米、胚芽米、麩皮麵包及纖維素多的蔬菜、水果等食物。

三、早餐食品：以蛋白質食物爲主，如牛奶、雞蛋、豆漿、花生，外加水果或果汁等。

四、午餐食品：以碳水化合物食物爲主，如米、麵、蔬菜，搭配適量的魚肉類食物。

五、以中性食物爲主，如新鮮蔬菜，外加適量的米或麵條、水果等。

六、具有減肥作用的食物：黃瓜、冬瓜、白蘿蔔、韭菜、菠菜、綠豆芽菜、茼蒿、香菇、黑木耳、海帶、竹筍、山楂、豆腐、海蜇、玉米、蕎麥、燕麥、紅

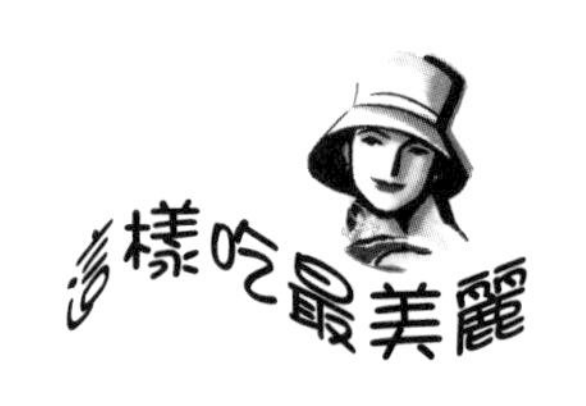

薯、牡蠣等。

忌食食品

一、糖果等零食。

二、高熱量、高脂肪、高膽固醇食物：純糖、巧克力、糖果、霜淇淋、酒類、飲料、甜點、罐頭製品、蜜餞食品、甜飲料、花生、松籽、蜂蜜、肥肉、黃油、奶油、內臟、動物腦、魚籽、動物油脂等。

第四章　窈窕淑女瘦身方

◆怪味海帶

原料：海帶、赤小豆、蘿蔔、山楂、甜葉菊?粉各適量。

製法：將海帶浸泡一夜，洗淨切絲。將赤小豆、蘿蔔、山楂加水及甜葉菊甙粉燒煮三十分鐘，撈出赤小豆、蘿蔔、山楂不要，放入海帶燜至汁盡，海帶酥爛，起鍋晾乾即食用。

服法：每日一小碗。

功效：利水，消腫，減肥。

◆紅燜蘿蔔海帶

原料：海帶、蘿蔔各適量，丁香、大茴香、桂皮、花椒、核桃仁、素油、醬油各適量。

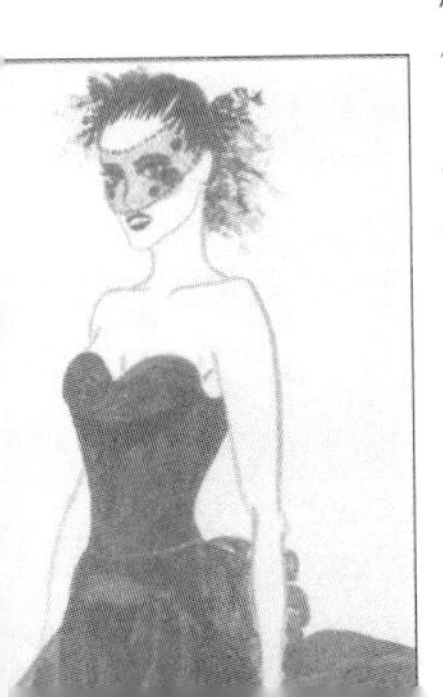

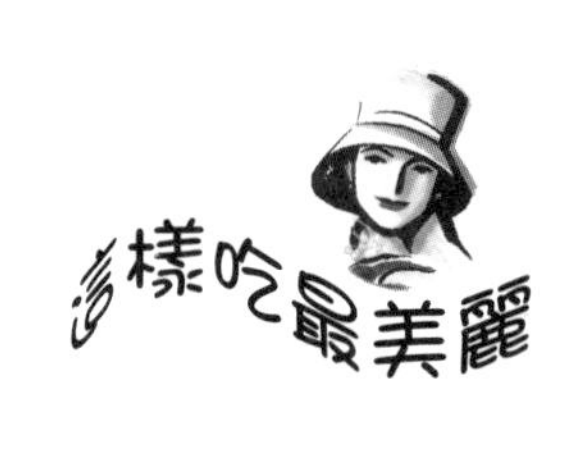

製法：將海帶用水浸泡二十四小時（期間換水二次），然後洗淨切成絲，蘿蔔亦切成粗絲。將油燒熱，加海帶絲炒幾下，放入丁香、大茴香、桂皮、花椒、核桃仁、醬油及清水燒開，改中火燒至海帶將爛，再放入蘿蔔絲燜熟即可。

服法：每日一湯碗。

功效：利水，消氣，減肥。

◆青鴨羹

原料：青頭鴨一隻，蘋果一個，赤小豆二百五十克，食鹽、蔥各適量。

製法：將青頭鴨宰殺洗淨，去內臟。將赤小豆淘洗淨，與蘋果一起裝入鴨腹，入沙鍋，加水適量，文火燉至鴨熟爛時，加蔥適量、鹽少許即成。

服法：空腹飲湯食肉。

功效：健脾開胃，利尿消腫，減肥。

◆赤豆鯉魚

原料：鯉魚一尾（一千克以上），赤小豆一百克，陳皮、花椒、草果各七・

五克。

製法：將鯉魚去鱗、鰓內臟，洗淨。將赤小豆、陳皮、花椒、草果洗淨，塞入魚腹，再將魚放入沙鍋，另加蔥、薑、胡椒、食鹽，加入雞湯，置蒸籠蒸一‧五小時左右，魚熟後即可盛出，再灑上蔥花，即成。

服法：隨餐食用。

功效：行氣健胃，健脾化濕，利水消腫，減肥。

◆什錦烏龍粥

原料：生苡仁、乾荷葉各三十克，冬瓜子一百克，赤小豆二十克，烏龍茶適量。

製法：將上述除乾荷葉外各材料洗淨，混勻，放入鍋內加水適量煮至豆熟米爛，再將用紗布包好的乾荷葉和烏龍茶放入粥內再煮熬八分鐘，取出紗布袋即可食用。

服法：每日早晚食用。

功效：健脾減肥。

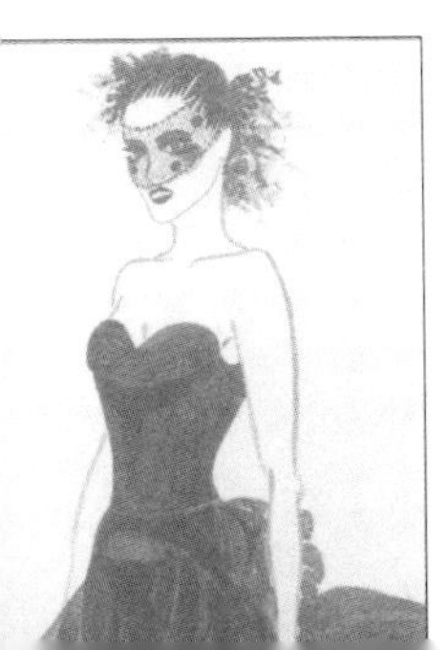

國家圖書館出版品預行編目資料

要漂亮就該這樣吃／陳瓊姿著.
－－初版－－ 台北市：知青頻道出版；
紅螞蟻圖書發行，2006〔民95〕
面　　公分，－－(健康IQ：2)
ISBN 978-957-0491-89-0 (平裝)

1.食物治療 2.美容

418.91　　　　95017417

健康 IQ 02

要漂亮就該這樣吃

作　　者／陳瓊姿
發 行 人／賴秀珍
榮譽總監／張錦基
總 編 輯／何南輝
文字編輯／林芊玲
美術編輯／林美琪
出　　版／知青頻道出版有限公司
發　　行／紅螞蟻圖書有限公司
地　　址／台北市內湖區舊宗路二段121巷28號4F
網　　站／www.e-redant.com
郵撥帳號／1604621-1　紅螞蟻圖書有限公司
電　　話／(02)2795-3656（代表號）
傳　　真／(02)2795-4100
登 記 證／局版北市業字第796號
港澳總經銷／和平圖書有限公司
地　　址／香港柴灣嘉業街12號百樂門大廈17F
電　　話／(852)2804-6687
法律顧問／許晏賓律師
印 刷 廠／鴻運彩色印刷有限公司
出版日期／2006年10月　第一版第一刷

定價 240 元　港幣 80 元

ISBN-13：978-957-0491-89-0　　Printed in Taiwan
ISBN-10：957-0491-89-2